Heimisches Gemüse	Winter			Frühling			Sommer			Herbst		
	Jan.	Feb.	März	April	Mai	Juni	Juli	Aug.	Sept.	Okt.	Nov.	Dez.
Möhren	■	■	■			■	■	■	■	■	■	■
Paprika							■	■	■			
Radieschen					■	■	■	■	■	■		
Rettich, weiß, schwarz	■	■	■			■	■					
Rosenkohl	■	■							■	■	■	■
Rote Bete	■	■							■	■	■	■
Rotkohl	■	■					■	■	■	■	■	■
Schwarzwurzel	■	■								■	■	■
Sellerieknollen	■	■							■	■	■	■
Spargel				■	■	■						
Spinat				■	■				■	■		
Steckrüben	■	■									■	■
Tomaten							■	■	■			
Topinambur	■	■	■							■	■	■
Weißkohl	■	■				■	■	■	■	■	■	■
Zucchini						■	■	■	■			

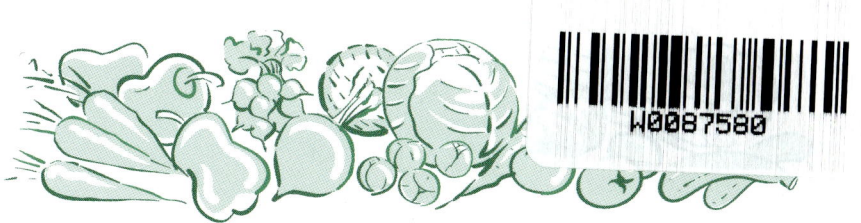

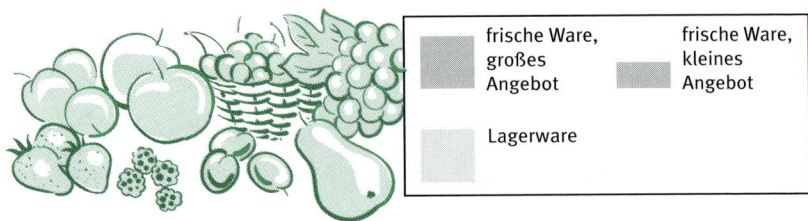

| | frische Ware, großes Angebot | frische Ware, kleines Angebot | Lagerware |

Legend:
- ■ = frische Ware, großes Angebot
- ▨ = frische Ware, kleines Angebot
- □ = Lagerware

Heimisches Obst	Winter			Frühling			Sommer			Herbst		
	Jan.	Feb.	März	April	Mai	Juni	Juli	Aug.	Sept.	Okt.	Nov.	Dez.
Äpfel	□	□	□	□				▨	■	■	□	□
Aprikosen							▨	■	▨			
Birnen	□	□	□	□				▨	■			
Brombeeren								▨				
Erdbeeren						■	■	□				
Heidelbeeren							▨	▨				
Himbeeren								▨				
Johannisbeeren							▨					
Mirabellen							▨	■				
Sauerkirschen							■	▨				
Süßkirschen					▨	■						
Pflaumen							▨	■	■	▨		
Stachelbeeren							■	▨				
Tafeltrauben									■	▨		

Quelle: UGB-Forum 1/91

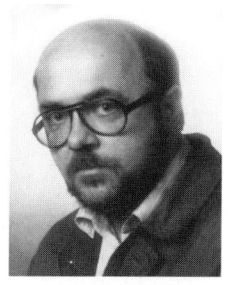

Prof. Dr. med. Hans-Konrad Biesalski leitet das Institut für biologische Chemie und Ernährungswissenschaften an der Universität Hohenheim. Ein Forschungsschwerpunkt des Ernährungsmediziners ist die Untersuchung der Zusammenhänge zwischen Ernährung und Krebserkrankungen.

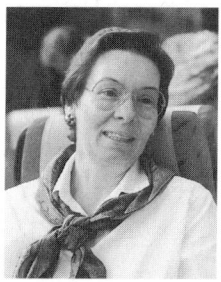

Dr. med. Gudrun Zürcher ist kommissarische Leiterin der Sektion Ernährungsmedizin und Diätetik der Uniklinik Freiburg. Als Mitarbeiterin der Abteilung Hämatologie und Onkologie beschäftigt sie sich täglich mit den Besonderheiten der Ernährung von Krebskranken.

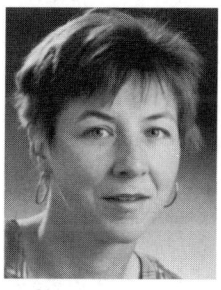

Karin Hofele ist Diplom-Oecotrophologin und hat bei ihrer Tätigkeit als Leiterin von Gesundheits- und Kochkursen sowie als Ernährungsberaterin in Kur- und Reha-Kliniken praktische Erfahrungen gesammelt.

Zu diesem Buch

Bereits seit langem weiß man, daß Krebs durch verschimmelte Lebensmittel ausgelöst werden kann. Sie enthalten Giftstoffe, die die Entwicklung des Leberkrebses begünstigen. Wie stark der Einfluß von verschimmelter Nahrung auf die Krebsentwicklung ist, zeigt sich daran, daß der Leberkrebs mit Einführung der Kühlschränke und damit mit der Möglichkeit, Lebensmittel haltbarer aufzubewahren, zunehmend seltener auftrat. In Ländern, in denen die Möglichkeit zur Kühlung von Lebensmitteln nicht besteht und diese folglich schneller schimmeln, ist der Leberkrebs heute noch eine häufig auftretende Krebsform.

Neben der Erfahrung, daß man durch Vermeidung des Schimmels tatsächlich Krebserkrankungen verhüten kann, hat man in den vergangenen Jahren aber herausgefunden, daß es viel mehr nützliche Inhaltsstoffe in unserer Ernährung gibt, die die Krebsentwicklung hemmen können.

Da die Entstehung von Krebs nicht eine einheitliche Krankheit wie z.B. Mandelentzündung oder Masern ist, sondern sich in vielen Stufen vollzieht und von Person zu Person unterschiedlich verläuft, gibt es erstens kein allgemeines Medikament gegen Krebs und zweitens auch keine sichere Ernährung gegen Krebs. Man kann vielmehr versuchen, durch eine bestimmte Ernährungsweise die Wahrscheinlichkeit, daß sich ein Krebs entwickelt, zu verringern.

Wenn Sie bereits an Krebs erkrankt sind, dann möchten Sie natürlich wissen, wie Sie selbst den Kampf gegen die Erkrankung mit Hilfe der Ernährung unterstützen können. Das Kapitel »Wie ernähre ich mich, wenn ich schon Krebs habe?« zeigt Ihnen, daß eine gezielte Ernährung tatsächlich dazu beitragen kann, daß der Krebs entweder langsamer verläuft oder daß die Therapie besser unterstützt wird. Auch das Wiederauftreten nach z.B. erfolgter Operation oder Bestrahlung kann unter Umständen gehemmt werden.

Viele Patienten haben aber auch – zumindest in einigen Phasen der Erkrankung – das Problem, daß sie sich nicht so ernähren *können*, wie dies wünschenswert wäre. Begleiterscheinungen der Therapien oder auch der Tumor selbst machen bestimmte Nahrungszubereitungen oder Diäten notwendig. Auch kann die Nahrung manchmal nicht optimal ausgenutzt werden. Dieser Ratgeber wird Ihnen in den Kapiteln »Die Ernährung während der Therapie«, »Die Ernährung bei speziellen Eingriffen« und »Wenn eine spezielle Kostform notwendig ist« viele wertvolle, praktische Ratschläge geben, wie Sie sich trotz Beschwerden ausgewogen ernähren können.

Im Rezeptteil am Ende des Buches zeigen wir Ihnen eine Auswahl an bekömmlichen und schmackhaften Rezepten. Probieren Sie aus, was Ihnen schmeckt und was Sie vertragen.

Hans-Konrad Biesalski,
Gudrun Zürcher,
Karin Hofele, im Juni 1998

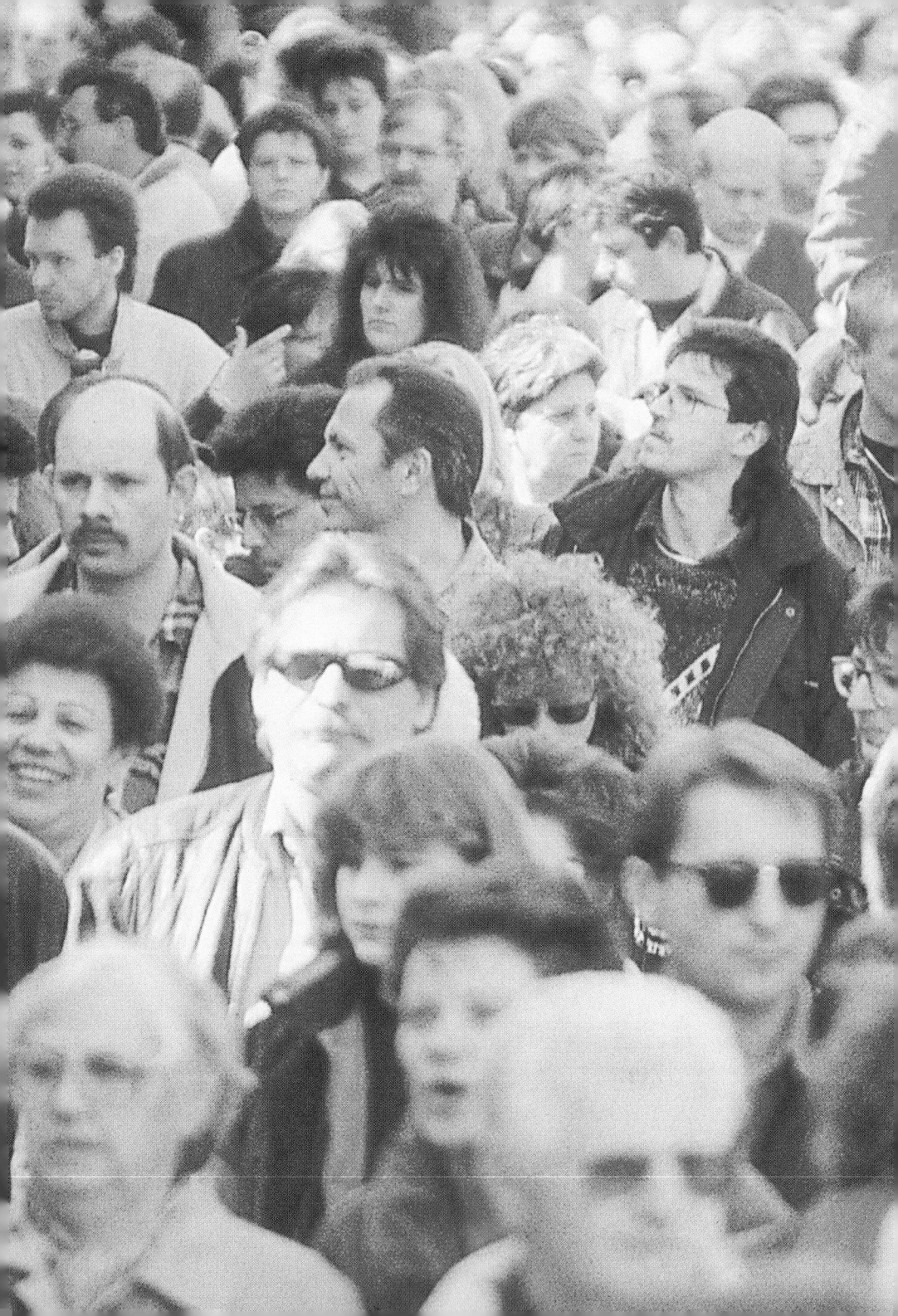

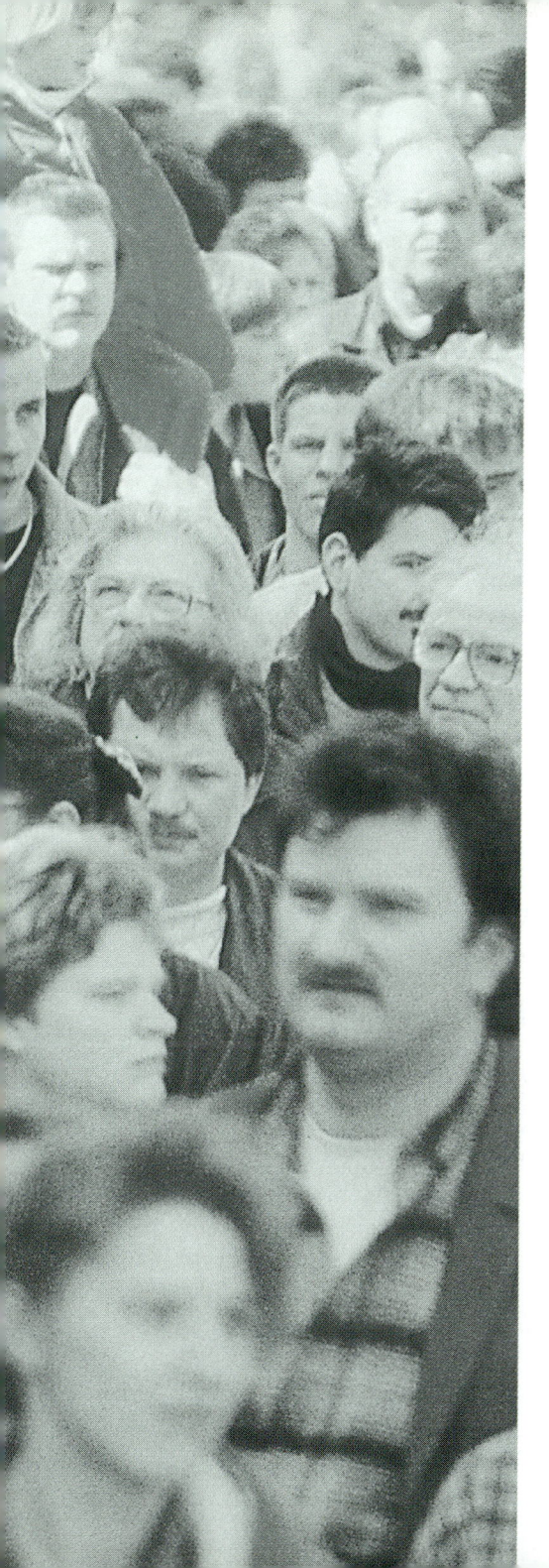

Wie entsteht Krebs?

Die Diagnose Krebs trifft die meisten Patienten wie ein Blitz aus heiterem Himmel. Doch sind die Vorgänge im Körper, die schließlich zur Geschwulst führen, langsam und schleichend.

Die drei Lebenszyklen einer Zelle

Eine Körperzelle ist die kleinste in sich geschlossene organisatorische Einheit, d.h. sie entspricht einem Einzeller, der im Verbund mit vielen anderen Zellen unseren Körper bildet. Jede Zelle durchläuft wie wir selbst verschiedene Lebensphasen: Geburt, Jugend-, Erwachsenen- und Greisenalter; schließlich stirbt sie. Wie auch in unserem Leben sind diese Abschnitte durch unterschiedliche Aufgaben geprägt.

Eine Zelle durchläuft vier Lebensphasen: Geburt, Jugend, Erwachsenen- und Greisenalter.

Geburt: die Stammzelle entsteht

Am Anfang steht die Geburt einer neuen Zelle durch Teilung einer bereits vorhandenen Zelle. Beide Zellen enthalten die Erbinformation, die sie befähigen, ihre späteren Aufgaben auszuführen. In der Geburtsphase, vor allem auch in der Jugendzeit der Zelle, kann diese alle notwendigen Informationen aus dem Erbmaterial nutzen, damit aus dieser noch unreifen jugendlichen Zelle, die die Biologen als Stammzelle bezeichnen, später eine spezialisierte Zelle werden kann. Das bedeutet, daß im Erbmaterial einer Stammzelle alle Informationen für die Entwicklung verschiedener Organe, der Haut oder aber auch verschiedener Blutzellen liegen. Dies erklärt, warum man überhaupt Tiere klonen kann: Aus der Erbinformation z.B. einer Darm- oder Euterzelle kann man alle Informationen für das vollständige Tier entnehmen.

Aus der unreifen Stammzelle wird später eine spezialisierte Zelle.

Kehren wir aber wieder zurück zu unserer unreifen jugendlichen Zelle, die wächst, indem sie sich ständig weiter teilt, um damit immerfort neue Zellen zu liefern. Wie in jedem größeren Verband, sei es ein Ameisen- oder Bienenstaat oder auch der menschliche Körper, kann ein solcher Apparat nur funktionieren, wenn ein ständiger Kontakt und Informationsaustausch unter den einzelnen »Teilnehmern« besteht.

Sofern es sich um einzeln lebende Zellen, also z.B. um ein Bakterium in einem Teich, handelt, kann dieses Wachstum unbegrenzt weiter laufen, da kaum die Gefahr besteht, daß der Platz zu knapp wird. Sollte dies doch der Fall sein, so beobachtet man, daß im Wasser plötzlich ganze Bakterienvölker absterben. Da aber die Zelle in unserem Körper eben nicht unbegrenzt Platz hat, muß es Möglichkeiten geben, ihr mitzuteilen, daß sie nun ihr Wachstum einschränken muß.

Eine Zelle hat in unserem Körper nur begrenzt Platz.

Wachstumsschalter werden an- und ausgeschaltet

Diese Mitteilung liegt sowohl in den Erbanlagen der Zelle, aber auch in denen der benachbarten Zellen. Die benachbarten Zellen werden der jugendlichen, rasch wachsenden Zelle mitteilen, daß der Platz zu eng wird und sie nun das Wachstum verlangsamen bzw. einstellen muß. Dazu werden verschiedene Schalter in der Zelle benötigt, die aus- und angeschaltet werden können bzw. Botenstoffe zwischen den Zellen, die diese Schalter aus- oder anschalten. Genau diese Entwicklung hat die Natur genommen, um sicherzustellen, daß aus den unreifen Stammzellen ein so komplexes System wie ein menschlicher Körper werden kann.

Zu irgendeinem Zeitpunkt also erhält die Zelle ein Signal oder sie gibt sich dieses Signal auch selbst, mit dem Wachstum aufzuhören. Dann wird ein Schalter umgelegt, der die Bildung von wachstumsfördernden Faktoren stoppt und die von wachstumshemmenden Faktoren anschaltet. Gleichzeitig setzt etwas ein, was wir am Ende der Wachstumsphase des Menschen, also zum Ende der Pubertät, ebenfalls kennen: ein zunehmender Reifungsprozeß. Diesen Vorgang bezeichnet man als Differenzierung, d.h., wenn die Zelle ihr Wachstum einstellt, werden nicht nur Wachstumsschalter ausgeschaltet, sondern auch sog. Differenzierungsschalter angeschaltet. Diese lesen nun aus dem Erbmaterial die Informationen ab, die es braucht, damit aus der unreifen Stammzelle jetzt z.B. eine hochspezialisierte Leberzelle, Hautzelle oder Augenzelle wird.

Wenn das Zellwachstum eingestellt wird, beginnt die Differenzierung.

Zelldifferenzierung – Funktionen werden übernommen

Zelldifferenzierung: Zellen spezialisieren sich.

Zu der Differenzierung gehört, daß verschiedene Schalter vollständig ausgeschaltet werden und eine ganze Batterie von anderen Schaltern plötzlich aktiviert wird. Die Spezialisierung der Zelle besteht u.a. darin, daß sie verschiedene Stoffe bilden kann, die entweder die Zelle selbst braucht oder die an anderen Stellen des Körpers benötigt werden. So kann z.B. eine Leberzelle nach ihrer Spezialisierung Eiweißbausteine bilden, die z.B. beim Alkoholabbau eine große Rolle spielen. Andere Leberzellen werden darauf gepolt, die Gallenflüssigkeit zu bilden.

Jede Zelle ist eine kleine Chemiefabrik.

Man muß sich jede Zelle wie eine kleine, aber sehr leistungsstarke Chemiefabrik vorstellen, in deren Zentrum, dem Zellkern, die Baupläne in Form des Erbmaterials liegen. Mit ihrer Hilfe werden nun die Produkte der chemischen Fabrik hergestellt und die Produktion gesteuert.

Zellalterung und Zelltod

Zellen altern aber auch und sterben schließlich ab. Gut beobachten läßt sich das an der Haut: Regelmäßig stößt sie abgestorbene Hautzellen als Schuppen ab. Doch schon zuvor können diese Zellen weder wachsen noch ihre Funktion erfüllen. Sie sind aus dem Reifungs- und Leistungsprozeß herausgenommen und unterliegen dem Kreislauf der Natur, dem jedes Lebewesen, auch dieser »Einzeller«, gehorcht.

Zellen besitzen eine unterschiedliche Lebensdauer.

Im Gegensatz zu unserem Leben vollzieht sich dieser Prozeß von der Geburt bis zum Tod der Zelle sehr viel schneller. Er kann wenige Tage betragen, z.B. bei Zellen der Darmwand, er kann aber auch Wochen dauern, wie z.B. bei Zellen der Haut, oder aber es kommt überhaupt nicht zum Zelltod, wie das bei manchen Zellen des Nervensystems der Fall ist. Diese können sich, ist das Nervensystem erst einmal entwickelt und spezialisiert, kaum noch teilen und unterliegen somit auch nicht den für die anderen Zellen geschilderten Vorgängen.

Was ist Apoptose?

Ein weiterer Mechanismus, der zum Absterben von Zellen beitragen kann, ist die sogenannte Apoptose. Unter Apoptose versteht man den programmierten Zelltod, d.h. im Erbmaterial der Zelle gibt es neben dem Programm für Wachstum und Differenzierung auch ein Programm für das Absterben. Dieser Zelltod wird ausgelöst, wenn z.B. eine Nachbarzelle einen Signalstoff schickt, der der betroffenen Zelle mitteilt, daß sie »stört«. Das ist z.B. dann der Fall, wenn ihr Erbmaterial so verändert ist, daß sie sich nicht mehr richtig spezialisiert, zu langsam oder zu schnell wächst oder das Wachstum eingestellt hat, ohne sich zu spezialisieren.

Immer dann sorgt der Gesamtverband der Zellen dafür, daß solche Zellen möglichst rasch »Selbstmord begehen«. Auch hierfür sind wieder Schalter notwendig, die das Selbstmordprogramm aktivieren und so die Zelle von innen her zerstören. Die Apoptose ist ein wichtiger Vorgang, um geschädigte Zellen zu entfernen und so zu verhindern, daß sich diese fortpflanzen können. Auch für den Apoptoseschalter jeder Zelle gilt, was für alle anderen Schalter der Zellen im Erbmaterial zutrifft: Ist er zerstört, kann das Selbstmordsignal nicht mehr empfangen werden. Damit wird ein Defekt der Zelle trotz Warnung der Nachbarzellen an die Tochterzellen weitergegeben.

Im Zentrum des Zellgeschehens des Organismus Mensch steht also das regelrechte An- und Abschalten von Wachstum und Differenzierung und die Kontrolle von Zellen mit geschädigtem Erbmaterial. Eine geschädigte Zelle, bei der weder das Selbstmordsignal ausgelöst noch der Wachstumsschalter ausgeschaltet wird, wächst beständig weiter, was zu einer Verdrängung des umliegenden Gewebes führt. Dieses unkontrollierte Wachstum stellt eine der Frühphasen der Krebsentwicklung dar.

Unkontrolliertes Zellwachstum ist eine frühe Phase der Krebsentwicklung.

Die drei Phasen der Krebsentstehung

Sie haben gerade gelesen, daß das Wachstum von Zellen durch eine Vielzahl von Schaltern am Erbmaterial sehr genau kontrolliert wird. Aber auch die Nachbarzellen achten darauf, daß einzelne Zellen nicht zu übermütig wachsen. Die Wachstumsschalter werden während der Entwicklung der Zellen nicht nur ein einziges Mal an- und wieder ausgeschaltet, sondern sie werden immer wieder kurzzeitig betätigt. Das Wachstum der Zellen vollzieht sich also in immer wechselnden Wachstumsschüben. Damit ist ein Zellverband flexibler und kann besser auf besondere Wachstumsanforderungen, wie z.B. die Heilung von Wunden, reagieren.

Wachstumsschalter werden immer wieder an- und ausgeschaltet.

Bei der Vielzahl von Wachstumsschaltern gibt es folglich auch viele verschiedene Möglichkeiten, einzelne Wachstumsschalter zu beeinträchtigen. So kann es passieren, daß eine Zelle, die vorher bereits ausgewachsen und spezialisiert war, wieder zu wachsen beginnt oder daß eine noch langsam wachsende Stammzelle plötzlich ein Signal bekommt, möglichst rasch zu wachsen. Es kommt zu einem unkontrollierten, verdrängenden Wachstum und damit zur Entwicklung einer Krebsgeschwulst.

Der Körper kann sich selbst helfen

Dieses unkontrollierte Wachstum kann zu verschiedenen Zeitpunkten durch Signale, die wir bisher nicht kennen, ganz plötzlich aufgehalten werden. Beispielsweise kann der unkontrolliert wachsende Zellverband eingekapselt werden, oder aber unser Immunsystem attackiert und zerstört die wenigen wildwachsenden Zellen. Solche Ereignisse passieren häufig, ohne daß wir davon etwas bemerken. Das Immunsystem, aber auch die Mechanismen der Apoptose, das Selbstmordprogramm der Zelle, spielen hier eine entscheidende Rolle.

Das Immunsystem kann unkontrolliertes Zellwachstum stoppen.

Um den Einfluß der Ernährung auf die Krebsentwicklung zu verstehen, betrachten wir nun kurz die verschiedenen

Phasen, die schließlich zu einer Krebsgeschwulst führen. In stark vereinfachter Form geht man heute davon aus, daß sich eine Krebsgeschwulst in drei Phasen entwickelt.

1. Phase: die Initiierung

Unter Initiierung einer Krebszelle versteht man so etwas wie eine Zündung, bildlich gesprochen das (auf viele Arten wieder löschbare) Anstecken einer Zündschnur. Z.B. kann ein sogenanntes Karzinogen, also eine krebsauslösende Substanz, das Erbmaterial schädigen und zu einem defekten Wachstumsschalter führen.

Was sind Karzinogene?

Karzinogene sind Stoffe, die am Erbmaterial angreifen können, es auf diese Weise schädigen und so die Zündschnur anstecken, also die Initiierung in Gang setzen (Karzinom = Krebs; -gen = verursachend). Solche Stoffe sind z.B. im Zigarettenrauch enthalten, kommen im Alkohol oder in gepökeltem Fleisch vor. Sie setzen sich an das Erbmaterial und tragen dazu bei, daß Wachstums- und Entwicklungsschalter der Zelle gestört werden können.

Karzinogene können das Erbmaterial schädigen.

In der Phase der Initiierung werden die meisten der initiierten Zellen von den Nachbarzellen erkannt und rasch vernichtet, indem z.B. das Selbstmordprogramm aktiviert wird oder indem sie von Freßzellen, der körpereigenen »Aufräumtruppe« des Immunsystems, verzehrt werden. Auf diese Weise vertragen wir durchaus eine gewisse Menge an Karzinogenen, ohne daß wir deshalb sofort an Krebs erkranken. Wir sind also recht gut dagegen gerüstet, solche initiierten Zellen in Schach zu halten bzw. sie auszumerzen. Letztlich kann es auch dazu kommen, daß diese initiierte Zelle im Zuge des ganz normalen Zellzyklus eben irgendwann »stirbt« und keine Gefahr mehr ist.

Die meisten initiierten Zellen kann der Körper selbst vernichten.

Es kommt jedoch immer wieder vor, daß sich die initiierten Zellen dem Zugriff des Körpers entziehen, indem sie sich z.B. vorübergehend »schlafen legen« oder sich so gut tarnen, daß die Nachbar- oder die Freßzellen nichts merken. Damit ist der Grundstein für die 2. Phase der Krebsentstehung gelegt.

2. Phase: die Promotion

Zu irgendeinem Zeitpunkt, durch irgendein Geschehen, können initiierte Zellen, sofern sie nicht vernichtet wurden, aktiviert werden. Man spricht von Promotion (lat. fördern). Die aktivierenden Ereignisse heißen Promotoren.

Durch Zellteilung wird die Störung des Erbmaterials weitergegeben.

In dieser zweiten Phase der Krebsentwicklung gibt nun die initiierte Zelle durch Teilung die in ihr enthaltene Störung des Erbmaterials weiter. Damit hat ein wichtiger Schritt zur Krebsentwicklung, nämlich die Fortpflanzung der fehlerhaften Information der Zelle, begonnen. Man geht heute davon aus, daß dies nur möglich ist, wenn sogenannte Promotoren, d.h. Förderer, die initiierte Zelle »anstoßen« und sie so entweder aufwecken oder aber aggressiv machen. Solche Promotoren sind z.B. chemische Verbindungen oder z.B. Hormone. Kommen sie mit der initiierten Zelle in Kontakt, wird ein Geschehen in Gang gesetzt, das schwerer zu beeinflussen ist als die initiierte Zelle selbst.

Chemische Verbindungen oder Hormone können als Promotoren wirken.

Glücklicherweise hat unser Organismus aber auch hier wieder vorgesorgt und eine Reihe von Mechanismen eingebaut, die entweder den Promotor inaktivieren oder aber, wenn er schon Kontakt mit der initiierten Zelle aufgenommen hat, seine Wirkung hemmen können. Auch die Auslösung eines Selbstmordsignals nach Kontakt eines Promotors ist möglich.

Auch solche Ereignisse spielen sich in unserem Organismus immer wieder ab, und die Erfahrung zeigt, daß die Kontrolle so gut ist, daß es nur selten zum richtigen Krebswachstum kommt. Dieses hat spätestens in der

3. Phase der Entwicklung begonnen, in der Phase der Progression.

3. Phase: die Progression

Progression (lat. voranschreiten) bedeutet, daß nun die initiierte und durch einen Promotor aktivierte Zelle dazu veranlaßt wird, ihr defektes Zellprogramm zu aktivieren und umzusetzen. Das heißt, daß in erster Linie die defekten Wachstumsschalter aktiv werden, die nun zu einem beschleunigten und durch Inaktivierung von Kontrollschaltern nicht mehr zu regelnden Wachstum beitragen. In dieser Phase der Progression entscheidet sich, wie rasch und wie verdrängend ein Tumor wächst, d.h. wie bösartig er ist. Die Bösartigkeit wird vor allem auch dadurch bestimmt, inwieweit der Tumor seine Nachbarschaft nicht nur verdrängen, sondern auch über die Umgebung hinauswachsen und damit in andere Gewebe gelangen kann. Diese letzte Phase des Tumorwachstums, d.h. das Wachstum der eigentlichen Krebsgeschwulst, ist über körpereigene Mechanismen nur schwer zu kontrollieren.

Je nach Gewebe können solche Tumoren lokal begrenzt bleiben, über die Gewebegrenzen hinausspringen oder mehr oder weniger stark zur Entwicklung von entfernt liegenden Tochtergeschwülsten neigen. Diese sogenannten Metastasen entstehen, wenn die Krebszellen z.B. über das Blut von der Krebsgeschwulst wegtransportiert werden, an irgendeiner anderen Stelle hängenbleiben und sich dort weiterhin ungehindert ausbreiten können.

Wenn Krebszellen über das Blut transportiert werden, können Metastasen entstehen.

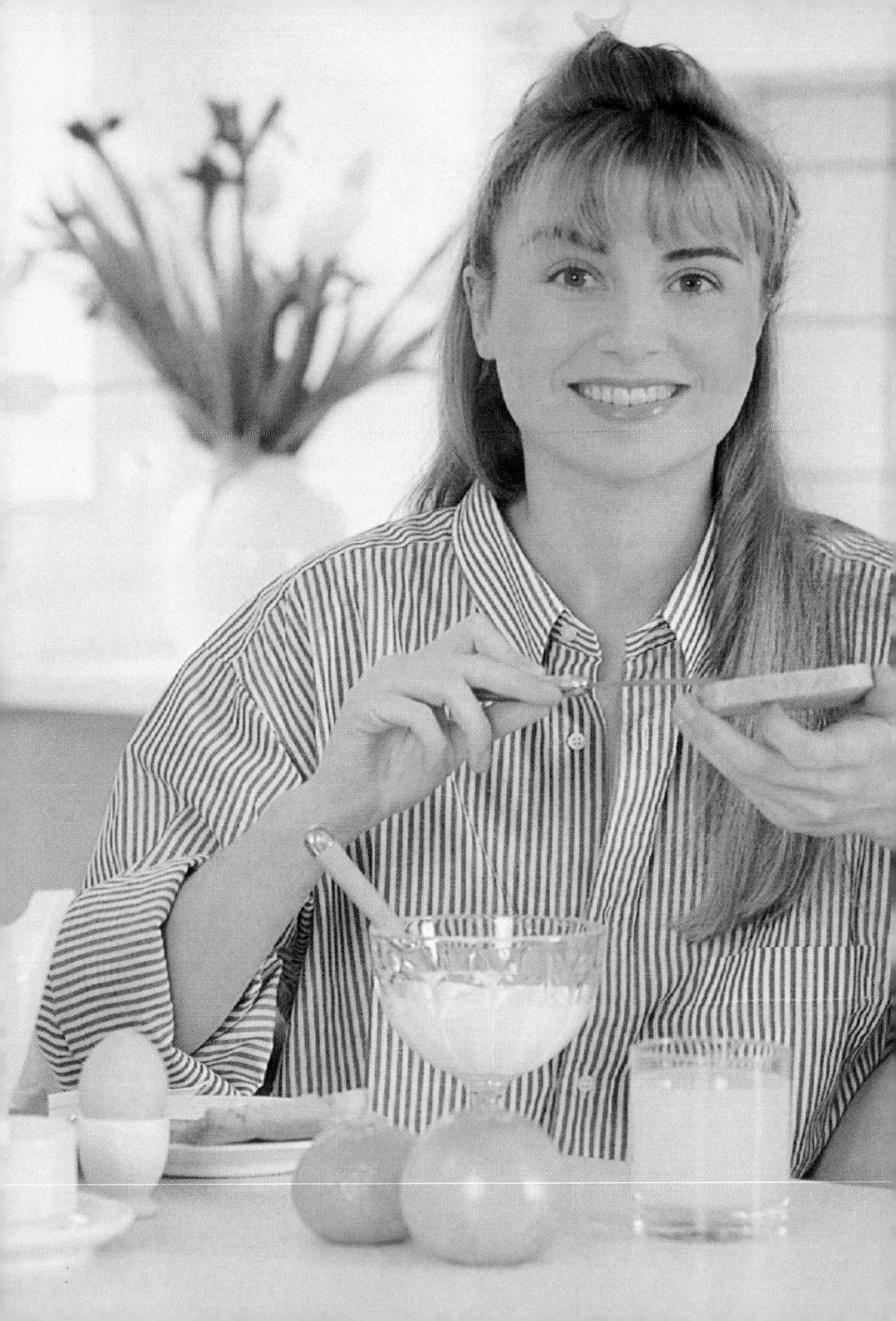

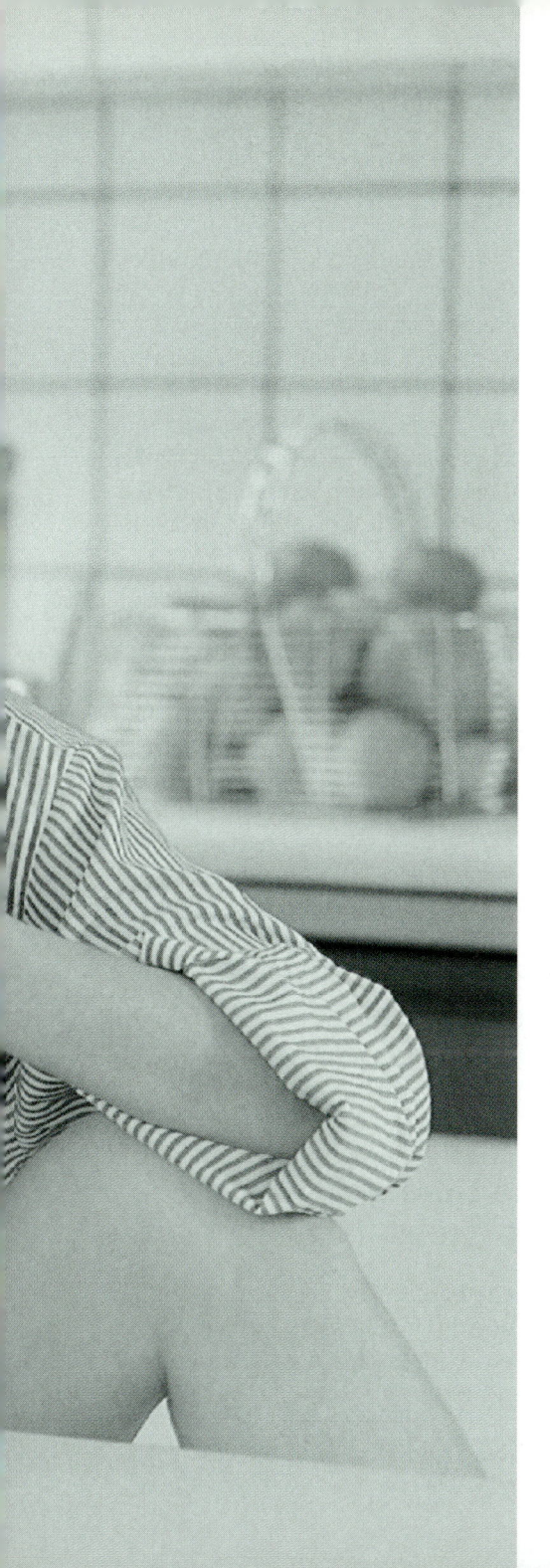

Der Zusammenhang zwischen Ernährung und Krebs

Verschiedene Inhaltsstoffe unserer Nahrung können in das mehrphasige Geschehen der Krebsentwicklung eingreifen und es kontrollieren. In diesem Kapitel finden Sie die neuesten Erkenntnisse der Forschung sowie eine praktische Anleitung zu einer vorbeugenden, krebsschützenden Ernährung.

Fehlernährung als Krebsursache?

Man geht heute davon aus, daß nahezu 90 % aller Krebserkrankungen durch äußere Ursachen bedingt bzw. mit verursacht sind. Solche äußeren Ursachen können Rauchen, Alkohol oder auch Belastungen spezieller Art, z.B. am Arbeitsplatz, sein. Ein weiterer wesentlicher Beitrag der Krebsentwicklung liefert die Ernährung, oder genauer ausgedrückt: die Fehlernährung. Eine einseitige Ernährung, der wichtige Inhaltsstoffe fehlen, kann die Entwicklung von Krebserkrankungen durch die anderen Belastungen weiter begünstigen. Die Annahme, daß mehr als 40 % aller Krebserkrankungen bei entsprechender Ernährungsweise zu verhindern wären, bestätigt sich mehr und mehr. Und die moderne Entwicklung der Zell- und Molekularbiologie zeigt uns immer deutlicher, wie die Ernährung – besonders einzelne Inhaltsstoffe – Krebs verhindern bzw. die Krebsbehandlung unterstützen kann.

Die alte Volksweisheit, daß man ist, was man ißt, wird hier ganz besonders deutlich. Man ist so gesund, wie man sich gesund ernährt. Dies gilt auch für jene Menschen, die durch eine genetische Veranlagung oder durch eine erhöhte Belastung mit krebsauslösenden Umweltfaktoren besonders gefährdet sind.

Doch schauen wir uns zunächst die allgemeinen Zusammenhänge zwischen Ernährung und dem Schutz vor bestimmten Krebsarten an.

Unterschiedliche Länder – unterschiedliche Krebsarten

Die Beobachtung, daß eine bestimmte Ernährung seltener zur Entwicklung bestimmter Krebserkrankungen führt, stammt aus sogenannten epidemiologischen Studien. Eine epidemiologische Studie ist eine Untersuchung, in der

Fehlernährung kann die Entstehung von Krebs begünstigen.

Man ist, was man ißt.

große Bevölkerungsgruppen nach ihrer Ernährungsweise befragt werden und anschließend diese Angaben mit dem Auftreten einer bestimmten Erkrankung, z.B. von Krebs, in Beziehung gesetzt wird. Eine andere Möglichkeit, Erkenntnisse über den Zusammenhang zwischen Ernährung und Krebs zu bekommen, besteht darin, Krebserkrankte zu befragen, wie sie sich vor 20 Jahren ernährt haben. Diese Angaben werden mit denen von Gesunden verglichen, um festzustellen, ob möglicherweise die Ernährung zwischen Krebspatienten und Gesunden typische Unterschiede aufweist.

Studien liefern Erkenntnisse zum Zusammenhang zwischen Ernährung und Krebs.

Schutzfaktoren aus der mediterranen Kost

Ein weiteres Verfahren besteht darin, daß man die Krebshäufigkeit in verschiedenen Ländern erfaßt und die unterschiedlichen Ernährungsgewohnheiten in diesen Ländern miteinander vergleicht. Auf diese Weise ist man z.B. zu der Beobachtung gelangt, daß im Mittelmeerraum seltener Krebs der Lunge und in einigen Regionen auch seltener Brustkrebs vorkommen als in Mittel- und Nordeuropa. Auch Dickdarmkrebs ist in diesen Ländern seltener anzutreffen als bei uns. Schaut man sich die Ernährung an, so fällt auf, daß in südlichen Ländern der Gehalt an tierischen Fetten geringer ist, jedoch nahezu doppelt so viel Gemüse verzehrt wird wie in unseren Breiten und vor allem auch sehr viel Olivenöl in der Ernährung eingesetzt wird. Man folgert daraus, daß diese »klassische« südländische Küche vor Krebs schützen kann. Diese Ernährung bezeichnet man auch als mediterrane Kost.

Südländische Küche kann vor Krebs schützen.

Erkenntnisse aus Immigranten-Studien

Ein weiterer wichtiger Hinweis über die Zusammenhänge zwischen Krebs und Ernährung kam aus den sogenannten Immigranten-Studien. Immigranten sind Einwanderer aus anderen Ländern. So sind z.B. Japaner nach Hawaii eingewandert und dort seßhaft geworden. Während die erste Generation der Japaner in Hawaii sehr selten an Dickdarmkrebs erkrankte, Hawaiianer jedoch sehr häufig, zeigte sich, daß in der zweiten Generation der Einwanderer bereits eine deutliche Erhöhung der Dickdarmkrebsrate zu beobachten war, d. h. sie hatten plötzlich die gleiche Krebshäufigkeit wie die eingeborenen Hawaiianer.

Einwanderer paßten sich an die Ernährung des Gastlandes an.

Wie ist das zu erklären? Man fand schließlich heraus, daß die in Japan übliche sehr hohe Ballaststoffzufuhr sowie der häufige Verzehr von Fisch bei den Einwanderern in Hawaii im Laufe der Zeit stark zurückgegangen waren; die eingewanderten Japaner hatten sich den Ernährungsgewohnheiten der Hawaiianer angepaßt. Daraus kann man schlußfolgern, daß ein hoher Ballaststoffgehalt der Nahrung und der regelmäßige Verzehr von Fisch einen gewissen Schutz vor Dickdarmkrebs darstellt. Ähnliches hat man auch für Lungenkrebs beobachtet und gezeigt, daß in den USA lebende Japaner häufiger an Lungenkrebs erkranken als in Japan ansässige. Auch hier sieht man einen Zusammenhang zwischen häufigem Gemüseverzehr und geringem Magenkrebsrisiko.

Studienergebnisse in die Praxis umsetzen

Einige Lebensmittel können die Krebsentstehung beeinflussen.

Aus diesen und vielen anderen Studien hat man nun eine Vielzahl von Hinweisen erhalten, daß eine Reihe von Lebensmitteln, zu denen vor allem Gemüse, Fisch, Pflanzenöle und selbst Gewürze wie Thymian, Salbei und Rosmarin zählen, die unterschiedlichsten Krebsformen beeinflussen. Dabei ist es natürlich nicht das ganze Lebensmittel, das schützt, sondern einzelne Inhaltsstoffe. Doch welche sind das?

Um das festzustellen, hat man – wieder in epidemiologischen Studien – geprüft, ob Krebspatienten im Vergleich zu gesunden Menschen z.B. niedrigere Konzentrationen einzelner Nährstoffe im Blut aufweisen. Im Blut tauchen alle Inhaltsstoffe der Nahrung, die wir verdaut haben, zunächst einmal auf und werden von hier zu den Zellen, die diese Stoffe benötigen, transportiert. Das Provitamin A (Beta-Carotin), Vitamin C und E und das Spurenelement Selen hat man sich genauer angeschaut. Es zeigt sich, daß tatsächlich bei einzelnen Krebserkrankungen die Menge an einer dieser Substanzen im Blut niedriger war als bei Gesunden.

Nun kann damit nicht die Frage beantwortet werden, ob diese niedrigen Blutspiegel eine *Ursache* der Krebserkrankung sind oder ob der Krebs selbst zu einer Verringerung der Blutwerte beigetragen hat, sie also vielmehr eine *Folge* des Krebses sind. Doch es wurde weiter geforscht, und mit Hilfe zusätzlicher Studien bestätigte sich schließlich der Verdacht: ein niedriger Blutspiegel an Beta-Carotin und Vitamin C erhöht tatsächlich das Risiko, an Krebs zu erkranken.

> Ein niedriger Gehalt von Beta-Carotin und Vitamin C im Blut erhöht das Krebsrisiko.

Nun hat man daraus allerdings Schlüsse gezogen, die sich später als nicht sehr positiv erwiesen. Nachdem man festgestellt hatte, daß Menschen mit niedrigem Beta-Carotin-Spiegel häufiger an Lungenkrebs erkranken als solche mit hohen Blutspiegeln, hat man in zwei großen Studien Rauchern über mehrere Jahre Kapseln mit Beta-Carotin verabreicht. Sie enthielten etwa 10mal soviel Beta-Carotin als wir in etwa täglich mit unserer Nahrung zu uns nehmen. Eine andere Gruppe von Rauchern erhielt ein Placebo, ein Scheinmedikament, also eine Kapsel ohne das Vitamin. Man erwartete nun, daß in der mit Beta-Carotin behandelten Gruppe die Zahl der Lungenkrebserkrankungen deutlich niedriger sein würde als in der scheinbehandelten Gruppe. Das Gegenteil war jedoch der Fall: die Häufigkeit an Lungenkrebs in der behandelten Gruppe war um nahezu 20 % angestiegen. Wie kann man das erklären?

> Raucher erkrankten trotz Beta-Carotin-Kapseln häufiger an Lungenkrebs.

Fazit: Eine ausgewogene Kost schützt am besten
Zum einen haben diese Studien gezeigt, daß ein einzelnes Vitamin nicht geeignet ist, um das jahrelange Rauchen

und das dadurch deutlich erhöhte Lungenkrebsrisiko zu beheben. Zum anderen aber – und das ist viel wichtiger – hat die Studie verdeutlicht, daß man von einem hohen Gehalt einer einzelnen Substanz im Blut und einem geringen Krebsrisiko bei diesen Menschen nicht automatisch schließen kann, daß nur diese Einzelsubstanz zur Verringerung des Krebsrisikos beigetragen hat.

Führen Sie sich noch einmal vor Augen: In der epidemiologischen Untersuchung, die den Studien mit den Rauchern vorausgingen, hatten die Menschen aufgrund einer sehr ausgewogenen, gemüsereichen Ernährung einen hohen Beta-Carotin-Spiegel im Blut und *nicht* daher, weil sie entsprechende Kapseln eingenommen hatten. Hohe Beta-Carotin-Spiegel im Blut sind also ein Kennzeichen, eine Markierung für eine ausgewogene, gemüse- und obstreiche Ernährung. Und die enthält neben dem Beta-Carotin eine Vielzahl von bioaktiven Inhaltsstoffen, die direkt in das Krebsgeschehen eingreifen können.

Viel Beta-Carotin im Blut weist auf eine ausgewogene Ernährung hin.

Die Bedeutung der bioaktiven Substanzen

Bioaktive Substanzen ist der Oberbegriff für viele unterschiedliche Stoffe in unseren Lebensmitteln. Man teilt sie in drei große Gruppen ein:

● **Sekundäre Pflanzenstoffe:** Man vermutet, daß es über 20 000 solcher Substanzen in Obst, Gemüsen und Hülsenfrüchten gibt; nur wenige sind bislang erforscht. So unterschiedlich diese Stoffe aufgebaut sind, so verschiedenartig sind auch ihre Funktionen im Pflanzenreich: es sind Farb- und Aromastoffe, sie regulieren das Wachstum der Pflanze, schützen vor Schädlingen und vieles andere mehr. Ihre gesundheitliche Bedeutung hat man erst in den letzten Jahren erkannt, bis dahin hielt man sie für Pflanze und Menschen für nicht weiter wichtig, also eher sekundär; daher der Name.

● **Ballaststoffe (siehe a. S. 41):** Früher wurden sie als Ballast, also als überflüssig betrachtet, da viele »Pflanzenfasern« nicht verdaut werden können. Doch mittlerweile haben sie sich zu einem wichtigen Bestandteil unserer Nahrung gemausert, der gerade auch in der Krebsforschung Beachtung findet.

● **Substanzen in fermentierten Lebensmitteln:** Hinter diesem Begriff verbirgt sich nichts anderes als die Milchsäurebakterien (sogenannte Probiotika), die in sauer vergorenen Lebensmitteln, also sauren Milchprodukten (Joghurt, Kefir, Buttermilch etc.) und in Sauergemüse (Sauerkraut, Mixpickles etc.) zu finden sind.

Obwohl die Forschung über die bioaktiven Substanzen noch in den Kinderschuhen steckt, weiß man mittlerweile, daß einige in der Lage sind, die Krebsentwicklung zu hemmen. Die Tabelle 1 auf S. 32 stellt einige dieser bioaktiven Inhaltsstoffe vor.

Bioaktive Inhaltsstoffe – vom Labor zur gezielten Anwendung gegen Krebs

Bringt man Krebszellen im Reagenzglas mit einzelnen bioaktiven Inhaltsstoffen zusammen, so kann man nicht nur beobachten, daß plötzlich das Wachstum dieser Krebszellen langsamer wird, sondern daß in manchen Fällen sogar das Spezialisierungsprogramm wieder angeworfen wird, so daß sie wieder zu völlig normalen Zellen werden. Fasziniert forschten die Wissenschaftler, die diese Befunde in den 70er Jahren erstmals erhoben hatten, weiter, immer auf der Suche nach Stoffen in unserer Nahrung, die den Krebs besiegen könnten. Es wurde auch überprüft, inwieweit einzelne Inhaltsstoffe in den unterschiedlichen Phasen der Krebsentwicklung aktiv werden und damit dem Krebs vorbeugen können.

Auf diese Weise stieß man auf eine Vielzahl von Einzelverbindungen, die die Krebsentwicklung sehr unterschiedlich beeinflussen. In den meisten Fällen jedoch waren diese Substanzen in der Phase der Initiierung (siehe S. 19), einige wenige in der Phase der Promotion (siehe S. 20) und noch weniger bei den bereits bestehenden Tumoren wirksam. Manche dieser Verbindungen waren sowohl in der Phase der Initiierung als auch beim vollständigen Tumor wirksam, in dem sie hier das Wachstum verlangsamen.

In Tierexperimenten setzte man diese Studien fort: Es wurden Chemikalien eingesetzt, die als Karzinogene bzw. als Promotoren bekannt sind, also die die erste bzw. die zweite Phase der Krebsentstehung vorantreiben (siehe S. 20). Auch hier hat man zeigen können, daß sowohl einzelne Substanzen als auch bestimmte Ernährungsweisen (fettarme, energiereduzierte und vitaminreiche Kost) die Krebsentwicklung verzögert bzw. vollständig gehemmt haben. Sogar bereits bestehende Krebsgeschwulste konnte man durch einzelne dieser bioaktiven Substanzen verkleinern.

Bisher ist keine Einzelsubstanz bekannt, die die Krebsentstehung verhindert.

Obwohl die im Kasten dargestellten Forschungsergebnisse sehr ermutigend und vielversprechend sind, haben wir bisher jedoch noch keine Einzelsubstanz gefunden, die tatsächlich die Krebsentwicklung vollständig verhindern könnte und die sich daher vorbeugend empfehlen ließe. Die Zukunft wird zeigen, ob es überhaupt Einzelsubstanzen sind, die Krebs vorbeugen können, oder ob sich vielmehr die in den großen epidemiologischen Studien gemachten Erfahrungen bestätigen, daß eine bestimmte Ernährungsweise am besten vor Krebs schützt (siehe auch »Welche Ernährung schützt vor Krebs?« ab S. 34).

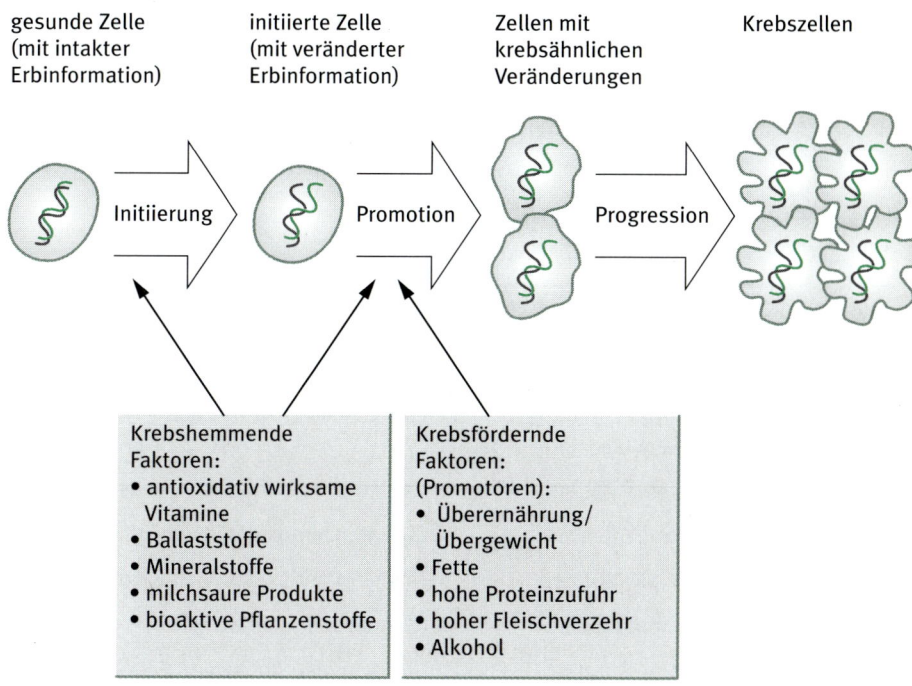

| gesunde Zelle (mit intakter Erbinformation) | | initiierte Zelle (mit veränderter Erbinformation) | | Zellen mit krebsähnlichen Veränderungen | | Krebszellen |

Krebshemmende Faktoren:
- antioxidativ wirksame Vitamine
- Ballaststoffe
- Mineralstoffe
- milchsaure Produkte
- bioaktive Pflanzenstoffe

Krebsfördernde Faktoren: (Promotoren):
- Überernährung/ Übergewicht
- Fette
- hohe Proteinzufuhr
- hoher Fleischverzehr
- Alkohol

Die verschiedenen Phasen der Krebsentstehung

Tabelle 1 nennt einige wichtige Inhaltsstoffe unserer Ernährung, die vorbeugend wirken auf die Krebsentwicklung bestimmter Organe, sowie ihr Vorkommen. Die Tatsache, daß verschiedene Lebensmittelinhaltsstoffe auf unterschiedliche Organkrebserkrankungen wirken, erklärt sich daraus, daß ein verzehrtes Lebensmittel im Darm in seine Inhaltsstoffe zerlegt wird und diese, von Ausnahmen abgesehen, anschließend mehr oder weniger stark aufgenommen werden können. Die Aufnahme und Verteilung dieser einzelnen Substanzen erfolgt aber nicht gleichmäßig über unseren Körper, sondern manche Organe und Gewebe nehmen spezielle Inhaltsstoffe in besonders großer Menge auf. Deshalb entfalten die verschiedenen schützenden Inhaltsstoffe ihre Wirkung an unterschiedlichen Organen.

Die Kenntnisse über die organspezifischen Wirkungsweisen hat man meist aus Tierexperimenten gewonnen, da man beim Menschen die Ernährungsgewohnheiten rück-

● Tab. 1: Krebshemmende Stoffe in Obst und Gemüse

Verbindung	Quelle	Wirkung
Antioxidantien	Alle	Schutz des Erbmaterials
Folsäure	Grünes Blatt, Gemüse	Schutz des Erbmaterials
Dithiolthione	Kreuzblütler	steigern antioxidative Abwehr
Glycosinolate	Kreuzblütler	steigern antioxidative Abwehr
Indole	Kreuzblütler	steigern antioxidative Abwehr
Isothiocyanate	Kreuzblütler	Schutz des Erbmaterials
Thiocyanate	Kreuzblütler	steigern den Abbau von Schadstoffen
Coumarine	Gemüse, Zitrusfrüchte	steigern antioxidative Abwehr
Flavonoide	Gemüse Zitrusfrüchte	steigern antioxidative Abwehr und den Abbau von Schadstoffen
Phenole	Gemüse, Obst (Wein)	steigern antioxidative Abwehr und den Abbau von Schadstoffen
Sterole	Gemüse	stärken Zellmembran
Isoflavone	Gemüse, besonders Soja	Schutz des Erbmaterials
Saponine	Sojabohnen	binden (schädliche) Gallensäuren
Inositole	Soja, Cerealien	hemmen Lipidperoxidation
Allium	Knoblauch, Zwiebeln	stärken antioxidative Abwehr
Limonene	Zitrusfrüchte	stärken antioxidative Abwehr

blickend oft nicht exakt genug bestimmen kann, um den tatsächlichen Gehalt einzelner Inhaltsstoffe zu ermitteln. Überträgt man jedoch die tierexperimentellen Beobachtungen auf den Menschen, so erkennt man, daß die Ernährung von Personengruppen, die ein niedrigeres Krebsrisiko als die Durchschnittsbevölkerung haben (z.B. Vegetarier), jene Inhaltsstoffe enthält, die sich beim Tier als schützend erwiesen haben. So hat z.B. eine in Kohl vorkommende Verbindung (Monoterpene) eine deutliche Hemmung von Brustkrebs im Tierexperiment gezeigt. Andere Stoffe wie z.B. Genistein, welches in Sojaprodukten vorkommt, oder auch Quercetin, eine Substanz in Tee, können die Entwicklung von Darmkrebs bzw. Magenkrebs verhindern.

Gemüse vor Fleisch

Allen krebsvorbeugenden Verbindungen gemeinsam ist, daß sie in Obst bzw. Gemüse und so gut wie nie im Fleisch vorkommen. Dies betont den Stellenwert einer gemüsereichen Kost. Eine Ausnahme bildet das Vitamin A, welches in vielen Tierversuchen Brust-, Kehlkopf- und Lungenkrebs hemmen konnte und in einzelnen Versuchen sogar beim Menschen erfolgreich eingesetzt wurde. Vitamin A findet sich ausschließlich in tierischen Produkten, besonders in der Leber.

> Krebsvorbeugende Stoffe finden sich fast nur in Obst und Gemüse.

Das alles bedeutet, daß eine ausgewogene Mischkost, die neben einer starken Betonung von Gemüse auch von Zeit zu Zeit Fleisch enthält, die beste Maßnahme zur Krebsvorbeugung, aber auch zur Unterstützung der Therapie und Heilung einer bestehenden Krebserkrankung darstellt.

> Ausgewogene Mischkost ist die beste Maßnahme zur Krebsvorbeugung

Welche Ernährung schützt vor Krebs?

Das bisher Gesagte soll nun in konkrete Hinweise münden. Folgende 5 Ernährungsregeln sind geeignet, Ihr persönliches Krebsrisiko zu reduzieren.

Gesunde Ernährung kann bis zu 35 % der Krebserkrankungen verhindern.

Wenn man berücksichtigt, daß eine »gesunde«, also auch krebsvorbeugende Ernährung, nach Angaben des amerikanischen nationalen Krebsforschungsinstitutes bis zu 35 % aller Krebsfälle verhindern kann, sollte man keinen Tag warten, um damit zu beginnen.

5 Ernährungsregeln zum Schutz vor Krebs

Essen Sie täglich 3–5 Portionen Gemüse oder Obst. Bevorzugen Sie dabei Gemüse. Alternative (von Zeit zu Zeit oder zusätzlich): ein Glas Gemüse- oder Obstsaft. Das Gemüse sollte abwechselnd roh und gekocht (am besten blanchiert) verzehrt werden.

Verringern Sie den Fleischverzehr auf maximal 2–3 mal pro Woche. Auswahl: Besser weißes Fleisch (Geflügel) als rotes (Rind, Schwein). Besonders gepökeltes Fleisch sollte vermieden werden.

Essen Sie 2mal in der Woche Fisch. Er muß nicht immer aufwendig selbst zubereitet sein; auch fertige Fischkonserven erfüllen ihren Zweck. Geräucherter Fisch sollte eher selten auf dem Ernährungsplan stehen. Alternativen zum Fisch: Geflügel.

Essen Sie täglich 1–2 mal Getreideprodukte. Sie können sie in Form von Frühstücksflocken (Müsli, Cornflakes, Haferflocken etc.) oder Vollkornbrot verzehren. Es gibt auch viele warme Getreiderezepte aus der Vollwertküche.

Schränken Sie Genußgifte ein. Auf das Rauchen sollten Sie ganz verzichten. Alkohol nur in Maßen trinken, also nicht mehr als 1–2 Glas Wein pro Tag.

Wie kann ich eine solche krebsvorbeugende Ernährung in meinen Tagesablauf einbauen?

Eine krebsvorbeugende Ernährung ist nur dann erfolgreich, wenn sie regelmäßig und dauerhaft eingehalten wird. Wird sie nur von Zeit zu Zeit berücksichtigt, dann ist sie ebenso wenig wirksam, wie umgekehrt von Zeit zu Zeit die Zigarette aus der Hand zu legen, um dem Lungenkrebs vorzubeugen. Es ist aber nie zu spät, mit einer gesunden Ernährung anzufangen. Voraussetzung für die dauerhafte Ernährungsumstellung ist jedoch nicht nur der Wille, dies zu tun, sondern auch die konsequente Umsetzung der einzelnen Richtlinien. Dies kann z.B. auf dem Wege der »Ritualisierung« geschehen.

Nur regelmäßige gesunde Ernährung führt zum Erfolg.

Durch Rituale zu einer gesunden Kost

Ritualisierung heißt, daß ich mir um die einzelnen Ernährungsschritte nicht jedesmal erneut Gedanken machen und entscheiden muß, ob ich sie durchführe oder nicht. Ein bekanntes Ritual ist das Zähneputzen: ich stelle mich nicht jeden Morgen vor den Spiegel und überlege mir, ob ich sie mir nun putzen soll oder nicht, sondern ich betrete das Badezimmer, ergreife die Zahnbürste und lege los. Ähnliches gilt z.B. für das Gurtanlegen im Auto. Wenn dieses richtig ritualisiert ist, so geschieht es automatisch. Wenn ich mich also in das Auto setze und mich sofort angurte und nicht erst während des Fahrens, weil ich vorher überlegt habe, ob ich mich angurte oder nicht, so ist dies ein ritualisierter und damit automatischer Vorgang.

Gesundes Essen sollte so selbstverständlich sein wie Zähneputzen.

Es gibt eine Vielzahl von Beispielen, die zeigen, wie durch Ritualisierung eine Handlungsweise eingeleitet werden kann, die nicht jedesmal wieder überdacht werden muß, sondern automatisch erfolgt. Auch Ernährung kann in Teilen ritualisiert werden, ohne daß der wichtigste Faktor der Ernährung, daß Essen nämlich Spaß machen muß, darunter leidet. Jeder muß für sich prüfen, welche Anteile er in der Ernährung ritualisieren kann und welche nicht.

Ein bedeutendes Ritual in der Ernährung ist die Tradition. Wir lernen von unseren Eltern eine bestimmte Ernährungsweise, die in unseren Breiten dazu führt, daß z.B. die Zufuhr gesättigter Fette über tierische Produkte zu hoch und die von bioaktiv wirksamen Verbindungen über Gemüse und Obst meist zu niedrig ist. Um solche Traditionen zu durchbrechen, muß man sehr früh, also bei den Kindern, anfangen, durch Erziehungsmaßnahmen und Vorleben eine entsprechend gesündere Ernährung zu ritualisieren.

Wir lernen die Ernährung von den Eltern – auch eine ungesunde.

Rituale auch beim Erwachsenen einführen

Auch beim Erwachsenen geht das, wenn auch etwas schwieriger. Folgende Beispiele zeigen, wie Sie es schaffen können, eine gesündere Ernährung zum täglichen Ritual werden zu lassen.

Jeden Morgen ein Glas Saft – das sollte zum Ritual werden.

● Die Zufuhr von bioaktiven Inhaltsstoffen, z.B. Vitaminen, Provitaminen oder Ballaststoffen, läßt sich dadurch ritualisieren, daß Sie sich angewöhnen, jeden Morgen ein Glas Obstsaft und zu den weiteren Mahlzeiten des Tages z.B. ein Glas Gemüsesaft zu trinken. Diesen Vorgang kann ich soweit ritualisieren, daß ich mir automatisch morgens meinen Saft auf den Tisch stelle, auch wenn ich im Urlaub oder anderweitig unterwegs bin. Dasselbe gilt für den mittäglichen oder abendlichen Gemüsesaft. Es gibt eine Vielzahl von Säften, so daß jeder etwas für seinen Geschmack findet. Von Zeit zu Zeit sollte gewechselt werden.

● Der Verzehr von gekochtem Gemüse wird Ihnen z.B. dadurch zum Ritual, daß Sie 1- bis 2mal in der Woche vor dem Essen oder auch als Hauptmahlzeit eine Gemüsesuppe verzehren. Sie können auch eine größere Menge vorkochen und portionsweise einfrieren. Bei Bedarf ist die Suppe dann schnell erwärmt.

Frische Kräuter enthalten bioaktive Wirkstoffe und bereichern jeden Speiseplan.

● Lebensmittel mit einem hohen Anteil an bioaktiven Inhaltsstoffen, wie z.B. verschiedene Kräuter (Basilikum, Salbei, Rosmarin) können regelmäßig in den Speiseplan ein-

36

gebaut werden. Es gibt kaum Gerichte, die solche Kräuter nicht in irgendeiner Form vertragen.

● Wenn die Zeit dafür vorhanden ist, so kann man entsprechend den Traditionen der mediterranen Küche (siehe S. 25) dazu übergehen, Gemüse und Fleisch getrennt voneinander zu essen. Blanchiertes Gemüse wird zuerst verzehrt, anschließend folgt der eigentliche Hauptgang mit dem Fleisch, oder besser – mit dem Fisch. Dieses Vorgehen erhöht die Geschmacksempfindung für das einzelne Lebensmittel und führt gleichzeitig dazu, daß das Gemüse bewußter verzehrt wird. Außerdem tritt durch die bereits in den Magen aufgenommene Nahrung das Sättigungsgefühl früher ein. Das ist gerade für Menschen mit Gewichtsproblemen wichtig. Diese Tatsache und nicht die längst als falsch erkannte Theorie der unterschiedlichen Verdauungszeiten von Kohlenhydraten und Eiweiß ist das Geheimnis, warum Menschen durch Trennkost abnehmen.

● Ein Lebens- bzw. Genußmittel mit sehr hohem Anteil an bioaktiv wirksamen Inhaltsstoffen, das die Krebsentwicklung hemmen kann, ist der Tee. Warum nicht als Ritual auf den morgendlichen Kaffee verzichten und sich das Teetrinken angewöhnen? Zumal Tee eine weitaus größere Breite an unterschiedlichen Geschmacksrichtungen aufweist als Kaffee. Wer auf den Kaffee nicht verzichten möchte, kann nach dem morgendlichen Tee durchaus auch einen Espresso trinken. Auch eine solche Umstellung ist relativ leicht zu ritualisieren.

Tee enthält Stoffe, die Krebs hemmen können.

Auf diese Weise kann jeder seine eigenen Rituale schaffen. In der Regel sind sie gut in das Familienleben zu integrieren. Einzelne Rituale können Sie auch ohne weiteres in der Kantine umsetzen und Ihren individuellen Bedürfnissen, vor allem Ihrem Geschmack, anpassen.

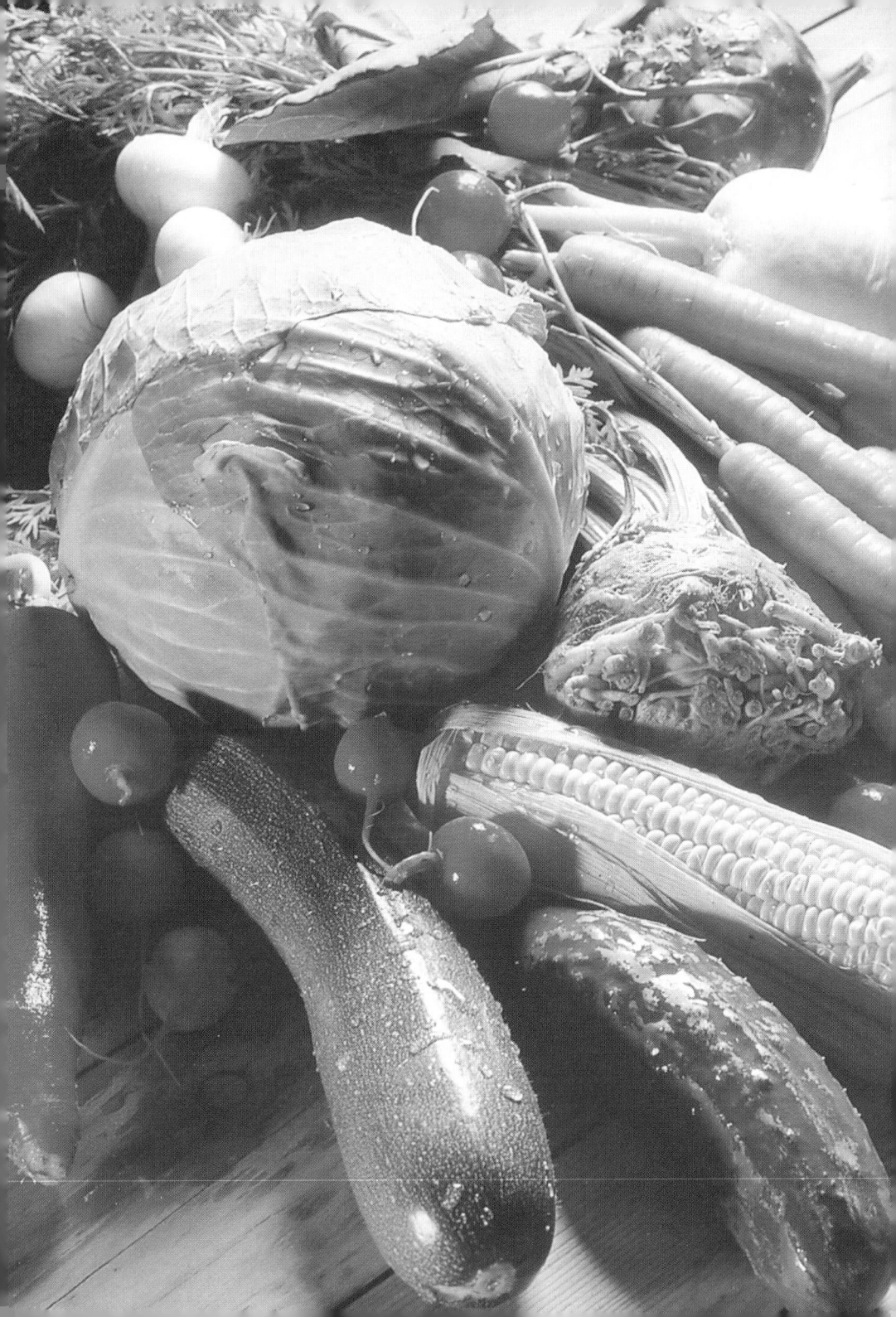

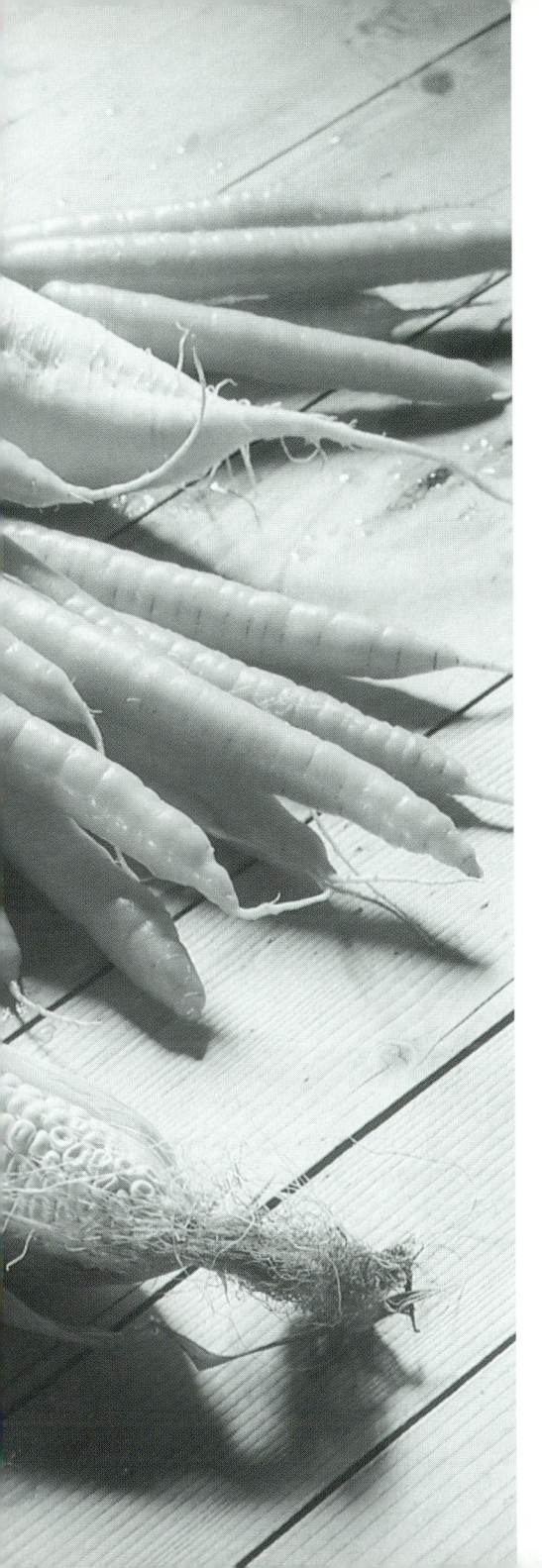

Kleine Ernährungslehre

Unsere Nahrung dient dem Ersatz von Körpersubstanz und liefert Energie für die vielfältigen Stoffwechselleistungen, um uns am Leben zu erhalten. Die folgenden Seiten geben einen kurzen Überblick über die wichtigsten Nahrungsbestandteile, ihre Aufgaben und ihr Vorkommen. Auch auf einige Besonderheiten bei Krebs wird in diesem Kapitel schon eingegangen.

Die Grundnährstoffe Kohlenhydrate, Fett, Eiweiß

Kohlenhydrate, Fett und Eiweiß sind die drei Hauptnährstoffe, die den Körper mit Energie versorgen. Kohlenhydrate und Eiweiß liefern pro Gramm ca. 4 Kilokalorien, Fett hingegen ca. 9. Diese drei Grundnährstoffe sollen in der täglichen Nahrung in einem bestimmten Verhältnis zueinander enthalten sein. Leider erreichen die wenigsten von uns das angestrebte Ideal. Meist ist der Anteil an Fett und Eiweiß zu hoch, der Anteil an Kohlenhydraten jedoch zu gering. Auch Alkohol, der mit 7 Kilokalorien pro Gramm Alkohol reichlich Energie enthält, trägt häufig zur Energieversorgung bei. Etwa 3 bis 5 % der täglichen Energie nehmen Erwachsene im Durchschnitt in Form von Alkohol zu sich.

So sieht das ideale Nährstoffverhältnis aus

Die täglich zugeführte Nahrung sollte aus

50–55 % Kohlenhydrate
30 % Fett
10–15 % Eiweiß

bestehen.

Beim Krebskranken steht jedoch das Wohlbefinden und die Verträglichkeit von Speisen im Vordergrund. Das obige Nährstoffverhältnis kann dadurch anders aussehen, es kann aber immer als Anhaltspunkt für ein ausgewogenes Nährstoffverhältnis dienen.

Kohlenhydrate

Kohlenhydrate sind unsere beste Energiequelle und derjenige Nahrungsbestandteil, der rasch für Sättigung sorgt.

Den größten Nährstoffanteil, über die Hälfte der täglichen Energie, sollten wir in Form von Kohlenhydraten aufnehmen. Wie der letzte Ernährungsbericht der Deutschen Gesellschaft für Ernährung (DGE) zeigt, erreichen wir dieses Ziel nicht. Nur 40 % der täglichen Energie werden im Durchschnitt in Form von Kohlenhydraten aufgenommen. Die bekanntesten Vertreter sind Haushaltszucker (dieser sollte jedoch den geringsten Anteil in unserer Nahrung ausmachen), Stärke und Ballaststoffe. Unter chemischen Gesichtspunkten können die Kohlenhydrate in drei Gruppen eingeteilt werden.

Kohlenhydrate liefern Energie und sorgen für Sättigung.

- Einfachzucker: dazu zählen Traubenzucker (Glucose) und Fruchtzucker (Fructose)
- Zweifachzucker: am bekanntesten ist hier der Haushaltszucker (Saccharose) und der Milchzucker (Laktose)
- Vielfachzucker oder komplexe Kohlenhydrate (Polysaccharide): dazu zählen Stärke und Ballaststoffe.

Einfachzucker, Zweifachzucker und Stärke können vom menschlichen Organismus verdaut werden, Ballaststoffe dagegen nicht. Sie sind aber unentbehrlich für eine geregelte Verdauung, und ihre Bedeutung bei der Vorbeugung von Krebserkrankungen ist unbestritten. Vielfachzucker sind im Gegensatz zu Einfach- und Zweifachzuckern nicht süß. Sie sind in Getreide, Kartoffeln, Gemüse und Hülsenfrüchten enthalten. Oft kommen Stärke und Ballaststoffe bei unserer täglichen Ernährungsweise zu kurz. Rund 30 g Ballaststoffe sollte unser Speiseplan pro Tag enthalten, meist sind es jedoch nicht einmal 20 g.

Ballaststoffe sind unverdauliche Kohlenhydrate und wichtig für die Krebsvorbeugung.

Ballaststoffe

Ballaststoffe haben eine große Bedeutung bei der Vorbeugung von Krebserkrankungen, insbesondere von Darmkrebs. Aber auch der Entstehung anderer Krankheiten, wie Übergewicht, Diabetes mellitus (Zuckerkrankheit), Fettstoffwechselstörungen oder Gallensteine, kann vorgebeugt werden, wenn die Nahrung genügend Ballaststoffe enthält. Daß sie oft Verstopfung verhindern und damit auch die Einnahme von Abführmitteln überflüssig machen können, ist inzwischen hinreichend bekannt.

Leider führt eine hohe Ballaststoffaufnahme, insbesondere wenn der Darm nicht daran gewöhnt ist, häufig zu Blähungen. Wenn Sie sich bisher eher ballaststoffarm ernährt haben und Ihre Ballaststoffzufuhr steigern wollen, tun Sie dies langsam. Bevorzugen Sie zunächst leichtverdauliche Ballaststoffe, wie sie in Kartoffeln, Möhren oder leicht verträglichen Obstsorten (z.B. Äpfel oder Beeren) enthalten sind. An die schwerverdaulichen Ballaststoffe in Hülsenfrüchten oder Vollkorngetreide wagen Sie sich am besten erst, wenn sich der Darm schon an die unverdaulichen Fasern gewöhnt hat. Manche Menschen reagieren auch nach langer Gewöhnungszeit sehr empfindlich auf eine ballaststoffreiche Kost. Da macht es dann wenig Sinn, grobes Vollkornbrot zu verzehren und immer unter den Folgen zu leiden. Probieren Sie aus, was Ihnen bekommt, und stellen Sie sich Ihren Speiseplan entsprechend zusammen.

Ballaststoffreiche Kost kann zu Blähungen führen.

Sparen Sie mit »leeren« Kohlenhydraten

Die süßen Einfach- und Zweifachzucker (Traubenzucker, Haushaltszucker) gelangen zwar schnell ins Blut, liefern dem Körper jedoch nur sogenannte »leere« Kalorien, da sie im Gegensatz zu den Polysacchariden außer Energie keine weiteren wichtigen Nährstoffe, vor allem keine Vitamine und Mineralstoffe, enthalten. Zucker wird deshalb sogar als Vitaminräuber bezeichnet. Dies ist nicht ganz richtig, da er dem Körper keine Vitamine entzieht. Vielmehr benötigt der Stoffwechsel Vitamin B_1 (Thiamin) als Katalysator zur Verarbeitung des Zuckers. Vitamin B_1 wird aber bei diesem Stoffwechselschritt kaum verbraucht, so daß erst bei sehr hoher und dauerhafter Zuckerzufuhr ein Mangel entstehen kann.

Zucker gelangt schnell ins Blut, liefert aber nur »leere« Kalorien.

Da bei Krebskranken eine Vitaminunterversorgung häufiger vorkommt als bei Gesunden, muß diesem wie allen anderen Vitaminen besondere Beachtung geschenkt werden. Dies ist auch deshalb wichtig, weil Vitamin B_1 sehr hitzeempfindlich ist und beim Kochen, Braten oder Backen Verluste bis 50 % entstehen können. Gute Lieferanten des Vitamins sind Muskelfleisch (besonders mageres Schweinefleisch), Vollkornerzeugnisse (besonders Haferflocken), Hülsenfrüchte, Kartoffeln, Nüsse und Sonnenblumenkerne.

Vitamin B_1 ist sehr hitzeempfindlich.

Eiweiß

Eiweiß (Protein) ist für den Aufbau und die Funktion der Körperzellen unverzichtbar. Alle Zellen benötigen Eiweiß und können nur wachsen oder sich erneuern, wenn der Körper ausreichend damit versorgt wird. Hormone, Enzyme und die für die Immunabwehr verantwortlichen Antikörper bestehen aus Eiweiß. Die wichtigsten Eiweißlieferanten sind Fleisch, Fisch, Eier, Milch und Milchprodukte (tierisches Eiweiß) sowie Hülsenfrüchte und Getreide (pflanzliches Eiweiß).

● **Tab. 2: Eiweißgehalt verschiedener Lebensmittel**

Lebensmittel	Eiweißgehalt in Gramm in 100 g des Lebensmittels
Emmentaler Käse	30
Putenbrust	24
Schweineschnitzel	22
Rinderfilet	22
Kabeljaufilet	17
Magerquark	13
Vollkornbrot	8
Erbsen	6
Vollmilch, Naturjoghurt	3–4
Kartoffeln	2
Reis, gekocht	2
Möhren	1
Banane	1
Apfel	0,3

Wie hoch ist der Eiweißbedarf?

Ernährungswissenschaftler empfehlen, etwa 10 bis 15 % unserer täglichen Energie in Form von Eiweiß aufzunehmen. Anders ausgedrückt: pro Kilogramm Körpergewicht braucht der Körper eines Gesunden 0,8 g Eiweiß. Das sind bei einem 75 kg schweren Menschen 60 g Eiweiß. Ein Becher Magerquark (250 g) enthält etwa 35 g Eiweiß und damit schon mehr als die Hälfte des Tagesbedarfs. Üblicherweise stellt die Eiweißversorgung in unserer Bevölkerung kein Problem dar.

Krebskranke benötigen mehr Eiweiß als Gesunde.

Der Eiweißbedarf von Krebspatienten ist jedoch in Phasen der Regeneration nach der Krebstherapie höher als der von Gesunden. Etwa 1,0 bis 1,5 g Eiweiß pro Kilogramm Körpergewicht sollten es pro Tag sein. Das hieße etwa 75 bis 100 g Eiweiß für eine 75 kg schwere Person. Dieser erhöhte Bedarf hat mehrere Gründe. Der Energieverbrauch des Körpers kann beim Krebskranken höher sein als beim Gesunden. Werden nicht genügend der Energielieferanten Kohlenhydrate und Fette aufgenommen, wird auch die Bausubstanz Eiweiß zur Energiegewinnung herangezogen. Der Bedarf des Körpers steigt damit an. Bei einer Unterversorgung mit Energie und Eiweiß besteht die Gefahr, daß Muskelmasse abgebaut und damit die Leistungsfähigkeit beeinträchtigt wird. Eiweiß ist auch ein wichtiger Baustoff der körpereigenen Abwehrstoffe. Eine ausreichende Versorgung ist deshalb unverzichtbar für die Funktion des Immunsystems.

Eiweiß ist wichtig für das Immunsystem.

Aminosäuren – die Eiweißbausteine

Die Bausteine der Proteine sind die Aminosäuren. Das mit der Nahrung aufgenommene Eiweiß wird bei der Verdauung in diese Bausteine zerlegt und je nach Bedarf zu neuen Proteinen aufgebaut.

Die Nahrungsproteine und die körpereigenen Proteine sind aus 20 verschiedenen Aminosäuren zusammengesetzt. Der menschliche Organismus kann 12 davon selbst herstellen. Die restlichen 8, die er nicht herstellen kann, werden essentielle Aminosäuren genannt. Sie sind unentbehrlich und müssen mit der Nahrung aufgenommen werden. Tierisches Eiweiß enthält alle essentiellen Aminosäuren und ist deshalb das wertvollere Eiweiß. Pflanzlichem Eiweiß fehlen meist einige essentielle Aminosäuren, und daher ist es als unvollständig zu betrachten. Da jede Pflanze eine andere Aminosäuren-Zusammensetzung hat, gleicht eine geschickte Kombination pflanzlicher und tierischer Lebensmittel diesen Nachteil aus. Meist werden bei einer Mahlzeit ohnehin unterschiedliche Lebensmittel zusammen verzehrt, so daß meist alle essentiellen Aminosäuren vorhanden sind.

Die biologische Wertigkeit der Eiweiße

Ob wir ausreichend mit Eiweiß versorgt sind, hängt somit nicht nur von der Menge, sondern auch von der Qualität des Nahrungseiweißes ab. Die Qualität ergibt sich aus dem Gehalt an essentiellen Aminosäuren. Wenn ein Nahrungsprotein die essentiellen Aminosäuren in einer ähnlichen Mengenrelation enthält wie sie in unserem Körper vorkommt, dann hat das Nahrungseiweiß eine hohe »biologische Wertigkeit«. Je höher sie ist, desto weniger Eiweiß muß aufgenommen werden, um körpereigenes Eiweiß aufzubauen.

Die biologische Wertigkeit hängt von der Zusammensetzung der Aminosäure ab.

Ein Hühnerei hat die biologische Wertigkeit 100 und gilt sozusagen als Maßstab. Werden pflanzliche Lebensmittel geschickt miteinander oder mit Milch und Eiern kombiniert, kann mit diesen Kombinationen sogar eine biologische Wertigkeit von über 100 erreicht werden. Mit einem Müsli aus Milch und Weizenflocken wird beispielsweise eine biologische Wertigkeit von 106 erzielt. Das Verhältnis von Milch- zu Weizeneiweiß sollte dabei 3:1 sein.

> ## Besonders günstige Kombinationen von Lebensmitteln
>
> Milch + Getreide: z.B. Müsli, Vollkornbrot mit Quark oder Käse, Milchreis, Grießbrei (mit Milch)
>
> Kartoffeln + Milch: z.B. Kartoffeln mit Quark, Kartoffelauflauf mit Käse, Kartoffelpüree mit Milch, Käserösti
>
> Kartoffeln + Ei: z.B. Kartoffeln mit Rührei, Kartoffelpuffer, Kartoffelkroketten, Kartoffelauflauf, Kartoffelsalat mit Ei
>
> Hülsenfrüchte + Getreide: z.B. Linseneintopf mit Brot, Vollkornnudeln mit Linsen-Tomatensauce, Bohnensalat mit Mais, Hirse mit Kichererbsen, Linsen und Spätzle, Erbsen- und Bohnensuppe mit Brot
>
> Getreide + Ei: z.B. Pfannkuchen, Getreidebratlinge (z.B. Haferflockenpuffer), Nudelauflauf, Spätzle, Grießnockerln

Fett

Fett ist der Nährstoff mit der meisten Energie. Ein Gramm Fett enthält mehr als doppelt soviel Kalorien wie ein Gramm Kohlenhydrate, nämlich ca. 9. Doch soviel geballte Energie hat auch Nachteile. Die meisten Menschen nehmen nämlich zuviel Fett – und damit auch zuviel Energie – zu sich. Die überschüssige Energie wird dann in den Fettdepots des Körpers gespeichert.

Die meisten Menschen essen zu viel Fett.

Ein Fetteilchen besteht aus Glyzerin und Fettsäuren. Es gibt drei verschiedene Arten von Fettsäuren: gesättigte, einfach ungesättigte und mehrfach ungesättigte Fettsäuren. Die gesättigten und einfach ungesättigten Fettsäuren kann der Körper leicht selbst herstellen. Die mehrfach ungesättigten Fettsäuren müssen wir mit der Nahrung aufnehmen. Schon ein Eßlöffel Weizenkeim-, Soja-, Distel- oder Sonnenblumenöl und zwei Teelöffel Margarine mit

46

einem hohen Anteil (> 50 %) an mehrfach ungesättigten Fettsäuren decken den Tagesbedarf eines Erwachsenen. Fett spielt außerdem eine wichtige Rolle bei der Vitaminaufnahme. Die fettlöslichen Vitamine A, D, E und K können nur mit Hilfe von Fett aus dem Darm aufgenommen werden.

Eine Unterversorgung mit Fett kommt bei unseren derzeitigen Ernährungsgewohnheiten nicht vor. Denkbar ist allerdings eine Unterversorgung mit essentiellen Fettsäuren, wie sie vor allem in Fisch vorkommen. Wenn die Nahrungsaufnahme wegen Krankheit jedoch insgesamt zu gering ist, kann auch die Fettzufuhr zu gering sein. Dies führt in der Regel zu einem Verlust an Körpersubstanz, das Gewicht sinkt.

Fett ist nicht gleich Fett

Geben Sie pflanzlichen Fetten den Vorzug. Denn Weizenkeim-, Sonnenblumen-, Oliven- oder Rapsöl enthalten reichlich ungesättigte Fettsäuren sowie viel Vitamin E. Diese ungesättigten Fettsäuren sind für den Zellaufbau und das Immunsystem von großer Bedeutung. Sie können die Bildung von Substanzen in unserem Körper bewirken, sogenannte Cytokine, die Tumorzellen zerstören können. Tierische Fette enthalten dagegen überwiegend gesättigte Fettsäuren. Zum Braten können Sie anstelle von Butter oder Schmalz Pflanzenöl verwenden. Achten Sie jedoch darauf, daß es nicht zu stark erhitzt wird.

> Ungesättigte Fettsäuren sind wichtig für das Immunsystem.

Nüsse und Samen, wie Sonnenblumenkerne, Sesamsamen oder Kürbiskerne, enthalten viel pflanzliches Fett, bieten darüber hinaus aber auch fettlösliche Vitamine. Über Gemüse, Salate oder Müsli gestreut, sind sie eine geschmacklich gute und gesunde Bereicherung.

Bei der Auswahl von fetthaltigen Lebensmitteln tierischen Ursprungs sollten Sie solche bevorzugen, die neben Fett auch noch reichlich andere Nährstoffe liefern. Milchprodukte wie Joghurt, Käse und Quark enthalten neben Fett

> Wählen Sie fetthaltige Lebensmittel mit Bedacht aus.

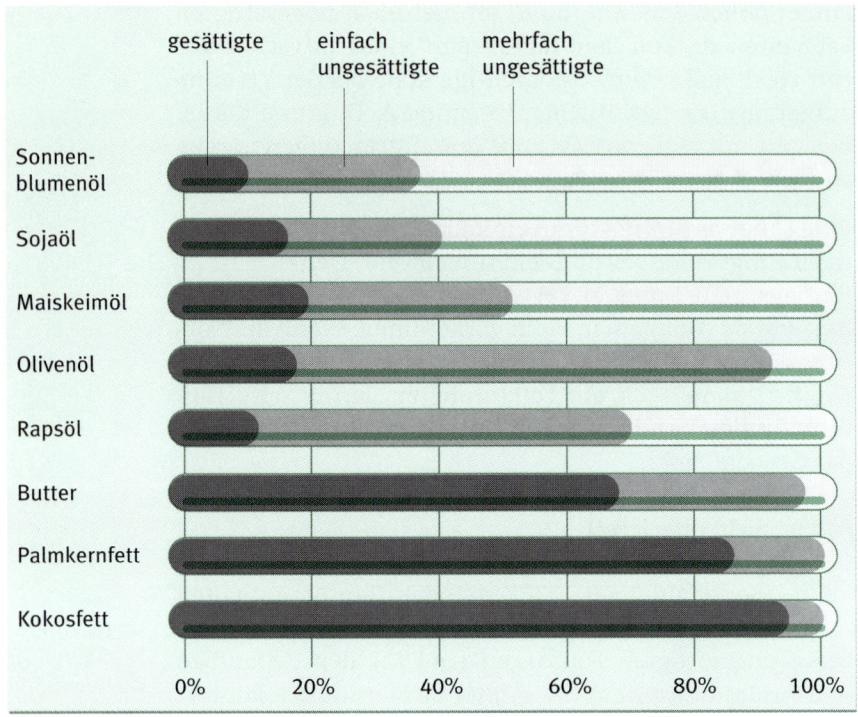

Fettsäurezusammensetzung unterschiedlicher Fette und Öle

wertvolles Eiweiß und Calcium. Fisch, insbesondere See-fisch, sollte regelmäßig auf Ihrem Speiseplan stehen. Er enthält leicht verdauliches Eiweiß, Jod und sogenannte Omega-3-Fettsäuren, die unter anderem einen günstigen Einfluß auf das Immunsystem haben und deshalb für Krebskranke empfehlenswert sind.

MCT-Fette werden besser verdaut
Die Verdauung von Fetten kann krankheitsbedingt gestört sein. In diesem Fall können sogenannte MCT (Middle Chain Triglycerids = mittelkettige Fette) verwendet wer-den. Zur Verdauung von Fett wird das Enzym Lipase aus

der Bauchspeicheldrüse benötigt. Wenn die Lipase fehlt, können »normale« langkettige Fette nicht aufgeschlossen werden. Da MCT ohne vorherige Spaltung durch die Lipase vom Darm aufgenommen werden können, sind sie eine Alternative. MCT sind als Öl, Streichfett sowie in verarbeiteter Form als Brotaufstrich und ähnlichem erhältlich. Die Bezugsadresse finden Sie auf S. 194/195.

MCT sind eine gute Alternative bei gestörter Fettverdauung.

Vitamine

Vitamine haben vor allem bei der Vorbeugung von Krebserkrankungen eine Bedeutung. Inwieweit einzelne Vitamine therapeutisch wirksam sind, ist wissenschaftlich bisher nicht bewiesen. Belegt ist allerdings, daß Vitamine – insbesondere die antioxidativen Vitamine – die Nebenwirkungen der Tumortherapie reduzieren können, z.B. die Zerstörung der Schleimhäute.

Da der Körper in der Lage ist, einige Vitamine über längere Zeit zu speichern, sollten Sie deshalb zwischen den Therapiephasen und in Zeiten guten Appetits Vitamindepots anlegen. Vitamin A beispielsweise kann der Körper in der Leber in einer Menge speichern, die fast ein ganzes Jahr ausreicht. Da ein Vitaminmangel das Immunsystem schwächen kann, ist bei Krebspatienten eine ausreichende Versorgung besonders wichtig. Eine vollwertige Ernährung enthält eine günstige Kombination aller essentiellen Vitamine und kann deshalb den Bedarf gut decken. Ist bei Ernährungsproblemen eine bedarfsdeckende Vitaminzufuhr nicht möglich, kann ein Multivitaminpräparat helfen, den Bedarf zu sichern (siehe S. 76).

Unser Körper kann einige Vitamine speichern.

Je nach Art der Krebserkrankung oder der damit verbundenen Beschwerden müssen Sie bestimmten Vitaminen besondere Beachtung schenken. So ist nach Entfernung eines Teils oder des ganzen Magens, z.B. bei Magenkrebs, die Aufnahme von Vitamin B_{12} nicht mehr möglich (siehe

S. 128). Im Falle einer Bauchspeicheldrüsenerkrankung können aufgrund der gestörten Fettverdauung die fettlöslichen Vitamine A, D, E und K fehlen. Auf welche Vitamine Sie besonders achten müssen, können Sie in den nachfolgenden Kapiteln genauer nachlesen. Eine genaue Aufstellung der Vitamine mit Zufuhrempfehlungen, Funktionen und Quellen finden Sie auf den Seiten 68 und 69.

Mineralstoffe und Spurenelemente

Mineralstoffe erfüllen vielfältige Aufgaben im Körper und sind daher unentbehrlich. Ohne Mineralstoffe wären unsere Knochen weich und das Blut farblos. Da der Körper die Mineralstoffe nicht selbst herstellen kann, müssen wir auch sie mit der Nahrung aufnehmen.

Krebskranke müssen meist mehr Mineralstoffe aufnehmen als Gesunde.

Der Mineralstoffbedarf von Krebskranken kann deutlich höher sein als der von Gesunden. Die mit der Nahrung zugeführten Mineralstoffe werden wegen entzündeter oder verletzter Schleimhäute teilweise schlecht aufgenommen oder verwertet. Zudem können durch Erbrechen oder Durchfall Mineralien verlorengehen, die wieder ersetzt werden müssen. Die Einnahme von Mineralstoffpräparaten ist deshalb manchmal notwendig und sinnvoll. Aber kaufen Sie nicht auf eigene Faust Präparate. Besprechen Sie mit dem behandelnden Arzt, ob Sie zusätzliche Mineralstoffe brauchen und welche. Insbesondere bei Einnahme einzelner Substanzen kann sich der Mineralstoffhaushalt zuungunsten anderer Mineralien verschieben. Bekannt ist dieser Zusammenhang bei Calcium und Eisen. Eine (zu) hohe Zufuhr von Calcium kann die Aufnahme von Eisen verschlechtern.

Selen – vieldiskutiert bei Krebs

Selen fängt Radikale ab und kann so Krebs vorbeugen.

Auf das Spurenelement Selen wird im Zusammenhang mit Krebserkrankungen häufig hingewiesen. Zusammen mit Vitamin E fängt es freie Radikale ab und hat damit eine wichtige Aufgabe bei der Vorbeugung von Krebs (siehe S. 65). Ob allerdings die Einnahme von hohen Dosen Selen auch in der Therapie zu Erfolgen führt, ist derzeit umstritten. Bisher liegen darüber noch keine gesicherten Erkenntnisse vor. Diskutiert wird beispielsweise, daß Selen das Immunsystem stärken kann und gemeinsam mit den antioxidativen Vitaminen die Nebenwirkungen der Chemotherapie verringert. Die Selenzufuhr gilt in Deutschland als kritisch, eine mäßige Supplementierung kann also nicht schaden. Besonders bei Bestrahlung und Chemotherapie sollten Selen und Vitamin E ausreichend zugeführt werden (z.B. 50–100 µg Selen und 100–200 mg Vitamin E pro Tag). Da Selen bei sehr hoher Einnahme (über 200 µg pro Tag) giftig wirken kann, sollte die Einnahme in höheren Dosen nur nach Absprache mit dem Arzt und nur in der empfohlenen Menge erfolgen. Die Hauptnahrungsquellen für Selen sind tierisches Eiweiß (Fisch, Ei, Hühner- und Schweinefleisch) sowie pflanzliches Eiweiß (Getreide, Nüsse).

Elne Seleneinnahme sollte mit dem Arzt abgesprochen werden.

Mineralstoffe:		Aufgaben:	Vorkommen (Beispiele):
Kalzium		Bausteine für Knochen und Zähne, Blutgerinnung	Milch, Milchprodukte, Gemüse (besonders Grünkohl, Brokkoli), Vollkorngetreide, Hülsenfrüchte
Phosphor		Knochenaufbau	Milch, Milchprodukte, Fleisch, Fleischwaren, Backpulver
Natrium		reguliert den Flüssigkeitshaushalt, Erregungsübertragung auf die Nerven	Kochsalz, Brot und andere Backwaren, Käse, Wurstwaren
Kalium		reguliert den Flüssigkeitshaushalt, Erregungsübertagung auf die Nerven	Bananen, Kartoffeln, Trockenobst, Spinat, Brokkoli, Hülsenfrüchte
Magnesium		Erregungsübertragung von Nerven auf Muskeln, Muskelkontraktion	Gemüse, Fleisch, Milch, Hülsenfrüchte, Beerenobst, Bananen

Spurenelemente:		Aufgaben:	Vorkommen (Beispiele):
Eisen		Sauerstoff-bindung, Bestandteil vieler Enzyme	Brot, Fleisch, Gemüse, Wurstwaren, Hülsenfrüchte
Jod		Schilddrüse, Wachstum und Reifung der Knochen	Seefisch (Schellfisch, Scholle, Seelachs, Kabeljau), Muscheln, Milch, Eier, jodiertes Speisesalz
Fluor		Knochenbildung, Zahnaufbau	Trinkwasser, Lachs
Zink		Bestandteil vieler Enzyme, Stabilisator im Immunsystem	Innereien, Muskelfleisch, Getreide, Milchprodukte, Schalentiere
Kupfer		Blutbildung, Zellwachstum, Eiweiß-stoffwechsel	Innereien, Brot, Pilze, Hülsenfrüchte, Nüsse
Mangan		Bestandteil vieler Enzyme	Getreide, Hülsenfrüchte, Gemüse (Wirsing, Spinat, Grünkohl), Beerenobst, Schwarztee
Selen		Bestandteil antioxidativer Enzyme	Eidotter, Fleisch (besonders Hühner-fleisch), Getreide

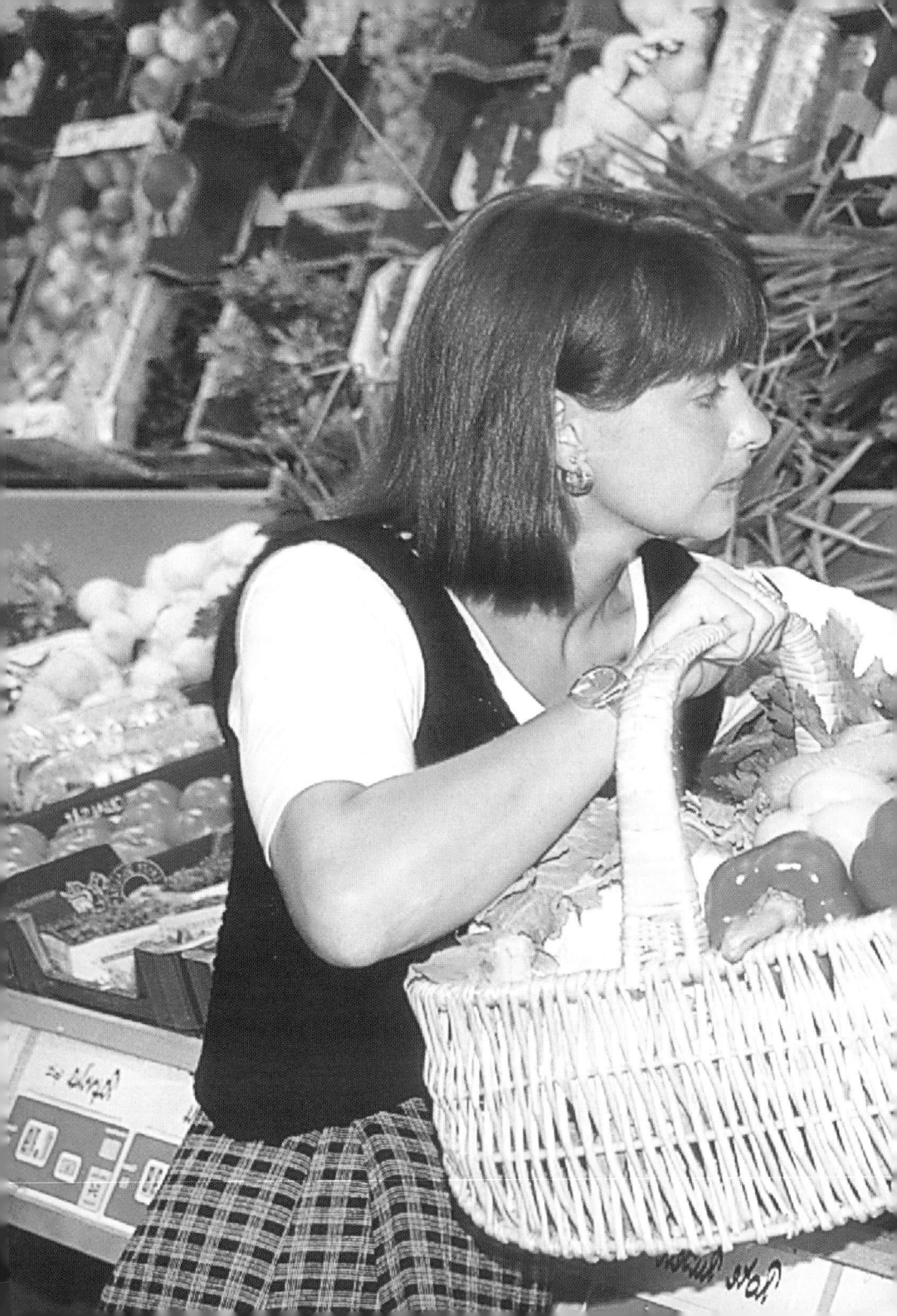

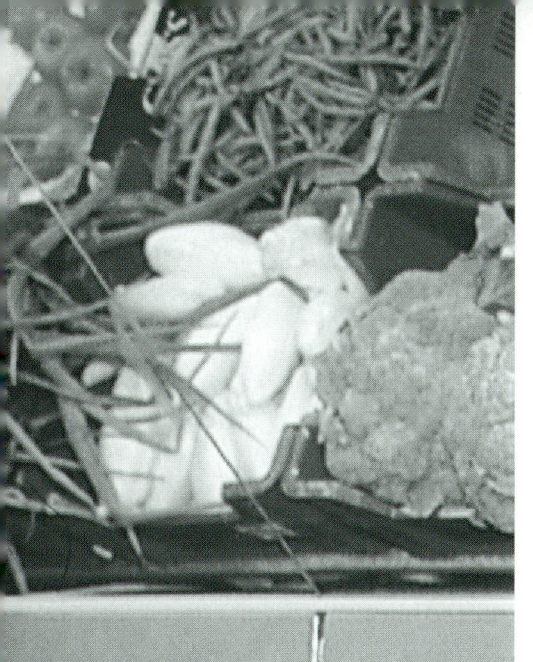

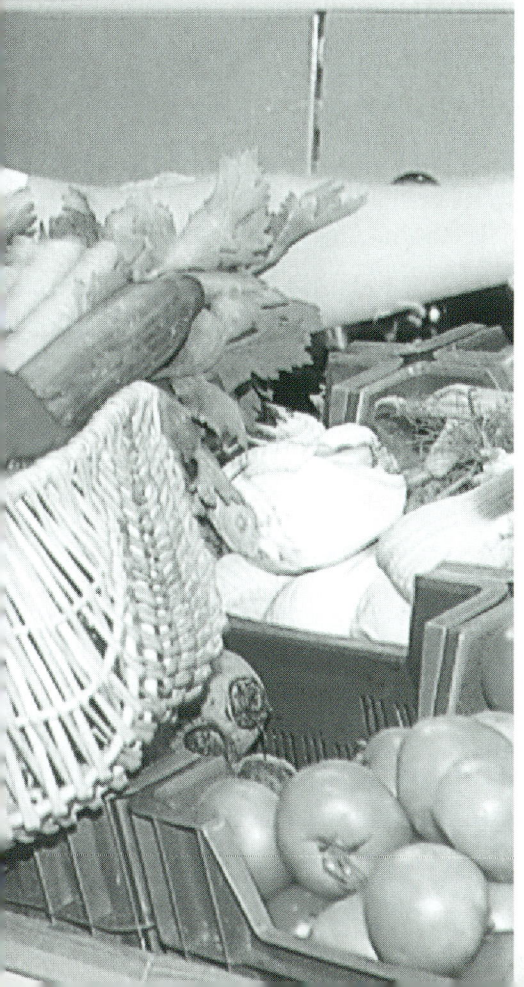

Wie ernähre ich mich, wenn ich schon Krebs habe?

Jeder Krebskranke möchte wissen, ob eine Ernährungsumstellung oder eine bestimmte Diät, dazu beitragen kann die Erkrankung günstig zu beeinflussen. Dieses Kapitel gibt Ihnen darüber Auskunft.

Zunächst läßt sich die Frage nach einer speziellen »Krebsdiät« sofort verneinen (siehe weiter unten). Grundsätzlich gelten für die Ernährung bei einer Krebserkrankung dieselben Regeln wie für eine krebsvorbeugende Kost, wie sie ab Seite 34 erläutert wurde. Häufig sind Krebspatienten aber nicht in der Lage, eine ausgewogene Mischkost, die reich an Gemüse und Obst ist, zu essen; Begleiterscheinungen der Therapien machen diese Kostform zumindest zeitweise schwierig. Wie Sie sich in diesen Phasen dennoch gesund ernähren können, lesen Sie im Kapitel »Die Ernährung während der Therapie« ab Seite 85.

Die Ernährung bei Krebs hat mehrere Ziele. Zum einen soll sie den Therapieerfolg unterstützen, und sie soll ihren Beitrag dazu leisten, daß sich Tochtergeschwülste, die Metastasen, nicht im Körper ausbreiten. Auch werden die Krebstherapien besser vertragen, wenn der Körper optimal mit Nährstoffen versorgt ist. Ganz wesentlich trägt sie aber auch dazu bei, den durch die Krebserkrankung bedingten Gewichtsverlust zu verhindern. Um diesen letzten Punkt zu erreichen, weicht man hier von den Regeln einer krebsvorbeugenden Ernährung ab: Es darf bzw. muß mehr Energie aufgenommen werden als bei Gesunden, und dazu sind auch die sonst so kritisch betrachteten fettreichen Nahrungsmittel erlaubt.

Gibt es eine Krebsdiät?

Viele Krebskranke möchten selbst zur Linderung oder Heilung ihrer Krankheit beitragen. Das ist auf jeden Fall sinnvoll und in einigen Bereichen auch möglich. Häufig gilt das Interesse naturheilkundlichen Behandlungsmethoden und besonderen Ernährungsformen. Leider wird bei diesen sogenannten »Außenseitermethoden« viel versprochen und wenig gehalten. Besonders ist dies beim Thema Ernährung der Fall.

Schon in der Antike wurde versucht, Krebserkrankungen mit einer speziellen Ernährung zu behandeln. So empfahl beispielsweise Galenus, der Leibarzt des römischen Kaisers Marc Aurel, den Körper des Krebskranken durch Rhabarber oder Johannisbeeren zu reinigen. Danach sollte der Kranke dann Gänseblut trinken. Viele Empfehlungen, die im Altertum oder im Mittelalter ausgesprochen wurden, lassen uns heute schmunzeln. Doch damals waren weder die Krankheitsursachen noch erfolgversprechende Behandlungsmethoden bekannt, und die Ärzte probierten deshalb alles Mögliche aus.

> Schon im Altertum wurde versucht, Krebs mit Diät zu behandeln.

Viele Empfehlungen sind veraltet

Auch heute noch werden immer wieder besondere Diäten zur Heilung von Tumorerkrankungen empfohlen. Einige dieser Diätempfehlungen beruhen auf Vorstellungen, die aufgrund unserer jetzigen wissenschaftlichen Kenntnisse nicht mehr gültig sind. Als sie entwickelt wurden, entsprachen die Empfehlungen durchaus dem damaligen Kenntnisstand. Doch einige Verfechter von Krebsdiäten scheinen noch heute auf diesem Wissensstand zu verharren. Viele dieser Diäten verlangen vom Kranken eine erhebliche Änderung der Ernährungsgewohnheiten. Betroffene nehmen diese Änderungen und den damit verbundenen Verzicht auf geliebte Speisen und Gewohnheiten in Kauf, wenn die Diäthinweise Heilung versprechen.

Zahlreiche Wissenschaftler im In- und Ausland beschäftigen sich mit dem Zusammenhang zwischen Ernährung und Krebserkrankungen. Die Erkenntnisse hinsichtlich der Vorbeugungsmöglichkeiten durch eine entsprechende Ernährungsweise werden immer zahlreicher. Leider hat die Wissenschaft bis heute jedoch keine spezielle Ernährungsform oder Diät entdeckt, die Krebs heilen kann. Auch konnte noch kein einzelner Lebensmittel-Inhaltsstoff ausfindig gemacht werden, der diese Wirkung hat. Die zahlreichen propagierten »Krebsdiäten« bleiben daher auch alle den Nachweis der Wirksamkeit, nämlich einer Krebsheilung, schuldig.

Bisher gibt es keine Diät, die Krebs heilen kann.

Empfehlungen genau prüfen

Leider ist es für den Laien nicht einfach zu beurteilen, ob eine Ernährungsempfehlung sinnvoll ist oder nicht. Nehmen Sie Ernährungsempfehlungen kritisch unter die Lupe. Besonders wenn die Heilung der Krebserkrankung versprochen wird, sollten Sie hellhörig werden. Auch wenn Sie sich bisher eher ungesund ernährt haben, sollte eine Ernährungsumstellung nach Bekanntwerden der Erkrankung behutsam erfolgen. Eine ausführliche Beratung kann dabei hilfreich sein.

Vorsicht ist geboten, wenn eine Diät die Krebsheilung verspricht.

Die folgenden Fragen können Ihnen bei der eigenen Beurteilung von Ernährungsempfehlungen gegen Krebs helfen. Wenn Sie eine Diätempfehlung prüfen und die folgenden Fragen überwiegend mit »ja« beantworten, ist Vorsicht geboten.

Checkliste

Ist die empfohlene Diät sinnvoll?

- Wird ein häufiger Verzehr eines oder weniger Lebensmittel oder Getränke empfohlen?
- Werden einzelne Lebensmittel oder Getränke strikt verboten?
- Wird einzelnen Lebensmitteln oder Getränken eine besondere (heilende) Wirkung nachgesagt?
- Bedeutet die empfohlene Ernährungsweise eine starke Veränderung oder Einschränkung Ihrer üblichen Ernährungsgewohnheiten?
- Wird längerer Nahrungsverzicht oder Fasten empfohlen?
- Wird das tägliche Essen und Trinken für Sie zur unangenehmen Pflichtübung, wenn Sie sich an die Empfehlungen halten?

Außerdem gilt: Wenn Sie vorhaben, Ihre Ernährung stark umzustellen, besprechen Sie dieses Vorhaben unbedingt mit Ihrem Arzt!

Die einzelnen »Krebsdiäten« unterscheiden sich in ihrer Zusammensetzung zum Teil stark voneinander. Einige enthalten durchaus sinnvolle Empfehlungen, was jedoch nicht bedeutet, daß die Krebserkrankung damit geheilt wird. So wird häufig zu einem reichlichen Verzehr von Vollkornprodukten, rohem Obst und Gemüse geraten. Zucker und weißes Mehl sowie der Verzehr von Fleisch, Fisch und tierischen Fetten sollen meist stark eingeschränkt werden oder sind sogar ganz verboten. Nicht erlaubt sind häufig auch Alkohol, Kaffee und Kochsalz. Diese Regeln stimmen in etwa mit jener Ernährungsweise überein, von der bekannt ist, daß sie Krebserkrankungen vorbeugen kann. Über Heilwirkungen gibt es bisher jedoch keine gesicherten Erkenntnisse.

Einzelne Empfehlungen können sinnvoll – zur Vorbeugung – sein.

Die Palette der unsinnigen Diäten ist breit

Es finden sich auch unsinnige oder sogar gefährliche Empfehlungen. Der Heilpraktiker Breuß empfiehlt beispielsweise eine 42tägige Saftkur mit 1/2 bis 1 Liter Gemüsesaft pro Tag. Dieses Saftfasten ist für den Krebskranken höchst gefährlich, da dem Körper alle für einen funktionierenden Stoffwechsel erforderlichen Nährstoffe vorenthalten werden. Auch die »Rote-Bete-Kur« nach Seeger, bei der täglich 1 bis 2 Kilogramm frische Rote Bete oder 100 bis 150 ml Rote-Bete-Extrakt gegessen oder 1/2 Liter Rote-Bete-Preßsaft getrunken werden soll, ist nicht unschädlich. Auch vor dieser Kur muß dringend gewarnt werden.

Einige Krebsdiäten können Ihre Gesundheit gefährden.

Ernährungsphysiologisch bedenkliche und damit abzulehnende »Krebsdiäten« sind auch die sogenannte »Instinktotherapie« von Burger und Besuchet, die »Krebssche Stoffwechseltherapie« und die »Konservative Krebstherapie« von Leupold.

Kann ich den Tumor aushungern?

Es wird immer wieder die Frage gestellt, ob eine an Nährstoffen reiche Ernährung auch das Wachstum von Tumoren fördert und inwieweit sich ein Tumor »aushungern« läßt.

Fasten schadet nicht dem Tumor, sondern dem Menschen.

Die Frage an sich ist verständlich, da wir alle wissen, daß das Wachstum unseres Körpers und sein Erhalt unmittelbar mit seiner Ernährung verbunden sind. Daraus jedoch bei einer Krebserkrankung den Schluß zu ziehen, daß sich unser Gesamtorganismus erhalten läßt und nur der Tumor nicht mehr wachsen kann, wenn wir ihm keine Nahrung zuführen, ist ein Trugschluß, der nicht zutrifft, sondern lediglich dem Körper schadet.

Wir wissen heute, daß die meist sehr schnell wachsenden Tumorzellen sich ihre Ernährung aus allen Bestandteilen der gesunden Zellen »zusammenrauben«, und zwar völlig unabhängig von der Ernährung des Betroffenen. Wenn wir also keine Nahrung mehr zuführen, so wird das dazu beitragen, daß der Tumor sich seine Nahrung aus dem Wirt, d.h. aus dem gesunden Organismus holt. Die Folge ist, daß die anderen Organe unterversorgt werden und somit ihre Funktion nur noch sehr schlecht erfüllen können. Wenn wir uns jedoch ausreichend ernähren, so stellen wir sicher, daß die Abwehrkräfte jeder einzelnen Zelle optimal sind, und daß sie so auch ihre Aufgaben bei der Bekämpfung des Tumors und der Unterstützung der Therapie gut erfüllen können.

Kann Ernährung die Bildung von Metastasen verhindern?

Manche Tierexperimente kamen tatsächlich zu dem Ergebnis, daß bestimmte Ernährungsformen bzw. einzelne Nahrungsmittelinhaltsstoffe (hauptsächlich Vitamine und einige Spurenelemente) die Bildung von Tochtergeschwülsten verhindern können.

Für den Menschen liegen hierzu bisher noch keine gesicherten Erkenntnisse vor. Wir gehen deshalb derzeit davon aus, daß der beste Weg, Metastasen zu verhindern, wiederum die Stärkung des Gesamtorganismus durch eine angepaßte und gute Ernährung ist. Auch hier kann die reichliche Aufnahme von Gemüse und Obst bzw. Gemüse- und Fruchtsäften hilfreich sein. Dies alleine reicht jedoch nicht aus, da wir unseren Körper auch mit Brennstoff, d.h. Energie versorgen müssen. Nur so kann jede Zelle ihre Stoffwechselleistung optimal erfüllen und sich gegen den Krebs wehren.

Eine ausgewogene Ernährung stärkt den gesamten Organismus.

Die ausreichende Energieversorgung spielt vor allen Dingen dann eine Rolle, wenn durch die Behandlung oder durch den Krebs selbst körpereigene Reserven besonders stark angegriffen werden, was bei vielen Krebskranken zur Abmagerung und zur Schwächung des Gesamtorganismus führt. Diesen Zustand bezeichnet man als Kachexie.

Den Therapieerfolg durch die Ernährung unterstützen

Ernährung alleine kann also eine Krebserkrankung nicht heilen. Dies ist nur durch eine mit dem Arzt abgestimmte Therapie in Form einer Operation, medikamentöser oder Strahlentherapie und Kombinationen dieser Behandlungsformen, möglich. Die Ernährung hat dabei unterstützende Funktionen.

Eine Ernährungsweise, die alle erforderlichen Nährstoffe in ausreichender Menge enthält, ist eine wertvolle Ergänzung zur medizinischen Krebstherapie. Sie kann die Abwehrkräfte steigern und somit die Selbstheilungskräfte anregen. Darüber hinaus verbessert sich bei einer guten Nährstoffversorgung die Verträglichkeit von Medikamenten und Bestrahlung. Auch im Sinne einer Vorbeugung vor einer erneuten Krebserkrankung sowie anderer Krankheiten, wie zum Beispiel Diabetes mellitus (Zuckerkrankheit), kommt der Ernährung Bedeutung zu. Nicht zuletzt fördert eine vollwertige Ernährung das Wohlbefinden des Patienten und damit die Lebensqualität. Dabei ist es durchaus möglich, daß während, zwischen oder nach einer Therapie die Ernährungsweise vorübergehend oder auch dauerhaft verändert werden muß.

Eine nährstoffreiche Ernährung ergänzt die Therapie optimal.

Die Ernährung leistet also innerhalb der spezifischen Tumortherapie einen wichtigen Beitrag. Bereits in der Zeit *vor* der Therapie wird mit einer gesunden Ernährung der Grundstein für diese Unterstützung gelegt. Auch wenn nach der Diagnose Krebs sicherlich andere Fragen und Probleme im Vordergrund stehen als die Ernährung, sollte man doch versuchen, den täglichen Speiseplan zu verbessern und nach Möglichkeit auf eine ausgewogene Mischkost umzustellen. Dies geht sicher nicht in jedem Fall. Besonders bei Tumoren im Bereich von Kopf, Hals und Verdauungsorganen müssen eventuell spezielle Ernährungsformen gewählt werden (siehe auch Kapitel »Wenn eine spezielle Kostform notwendig ist« ab Seite 143). In jedem Fall sollten Sie stets auch Ihre Ernährung mit dem behandelnden Arzt besprechen.

Pluspunkte sammeln durch gesunde Ernährung

Eine gesunde Kost sichert optimale Leistung des Organismus. Für Krebspatienten ist daher eine gesunde Kost noch wichtiger als für den nicht Betroffenen:

- Gesund ernährte Patienten vertragen die Therapie und auch mehrere Therapiewiederholungen besser.
- Gesunde Ernährung sichert die Leistungsfähigkeit von Organen und Geweben und macht sie stark gegen die Nebenwirkungen der Therapie.
- Ein gesund ernährter Organismus ist widerstandsfähiger gegen Infektionen, die bei Krebspatienten oft als Begleiterkrankung auftreten.
- Eine gesunde Ernährung sichert die Speicherung von wichtigen Nährstoffen als Reserve für »schlechte Zeiten«.

Während der Therapie benötigt unser Organismus seine Kräfte nicht nur zur Bekämpfung des Tumors, sondern auch um eventuell auftretende Nebenwirkungen zu ertragen. Er muß auf Reserven zurückgreifen können, die wir bereits *vor* der Therapie anlegen müssen. Es ist deshalb auch nicht sinnvoll, sich während der Therapie darüber Gedanken zu machen, ob man von dieser Art der Ernährung möglicherweise Übergewicht bekommt oder der Cholesterinspiegel zu hoch wird. Darum können Sie sich später wieder kümmern. Bei Gesunden ist der Hinweis auf die Risiken des Übergewichts angebracht, bei Krebskranken kann dieser Aspekt getrost vernachlässigt werden.

Essen Sie abwechslungsreich

- Eiweißreiche Kost: Hilft Körpersubstanz zu erhalten oder wieder aufzubauen und das Abwehrsystem zu stärken.
- Getreideprodukte: Liefern Kohlenhydrate zur Energiegewinnung und enthalten wichtige Vitamine (B-Gruppe), Mineralstoffe und Spurenelemente (siehe auch Tab. 3).
- Gemüse und Obst: Roh oder gekocht versorgen sie den Körper mit lebenswichtigen Vitaminen, Mineralstoffen und Spurenelementen (siehe auch Tab. 4).
- Milchprodukte: Enthalten neben wertvollem Eiweiß Vitamine, Mineralstoffe und Spurenelemente (siehe auch Tab. 7).
- Verwenden Sie als Energiespender auch reichlich pflanzliche Öle. Sie enthalten mehrfach ungesättigte Fettsäuren (vgl. S. 48).

Mehrfach ungesättigte Fettsäuren sind Bestandteile der Zellmembran und Ausgangsprodukt für die Herstellung von Botenstoffen, die für das Immunsystem wichtig sind. Verzichten Sie auch nicht auf Fleisch und vor allem nicht auf Fisch, sofern sie Ihnen schmecken. Beide enthalten wertvolles tierisches Eiweiß. Viele Patienten entwickeln zwar eine Abneigung gegenüber Fleisch, wobei häufig zuerst Rind- und Schweinefleisch und erst später Geflügel und Fisch abgelehnt werden. Oft wird Fleisch in Suppen und Eintöpfen aber noch akzeptiert. Eier und Milchprodukte werden dagegen noch lange gegessen. Eine gute Eiweißquelle ist auch Tofu, ein leicht verdaulicher und geschmacksneutraler Quark aus der Sojabohne.

Fisch und Fleisch enthalten wertvolles tierisches Eiweiß.

Vitamine sind jetzt besonders wichtig

Eine Reihe von Untersuchungen belegt, daß Menschen, die gut mit antioxidativen Vitamen (Vitamin C, Beta-Carotin, Vitamin A und E) versorgt und damit gegen freie Radikale (siehe Kasten) besser gewappnet sind, auch seltener an Krebs erkranken. Ob die antioxidativen Vitamine auch bei schon bestehenden Krebserkrankungen helfen, wissen wir nicht. Sicher scheint jedoch, daß Krebszellen verstärkt freie Radikale bilden und damit auch gesunde Nachbarzellen schädigen. Bekannt ist auch, daß die antioxidativen Vitamine die Zellmembran schützen. Die Zellmembran ist ein feines Häutchen, das jede einzelne Zelle umhüllt. Viele der Nebenwirkungen der Krebstherapien sind auf eine Schädigung dieser Membran zurückzuführen.

> Antioxidative Vitamine können Therapie-Nebenwirkungen reduzieren.

Wie wirken antioxidative Vitamine?

In jedem gesunden Körper entstehen ständig sehr aggressive Sauerstoffverbindungen, die sogenannten freien Radikale. Sie können die Zellmembran zerstören, Enzyme, also wichtige körpereigene Wirkstoffe, behindern und viele andere Schäden anrichten. Mittlerweile stehen sie sogar im Verdacht, bei der Entstehung des Herzinfarktes, bei Schlaganfällen, Krebs, Rheuma und sogar an der Alzheimerschen Krankheit beteiligt zu sein.

Durch Chemotherapie und Bestrahlung kann der Körper geradezu von freien Radikalen überschwemmt werden. Der Organismus verfügt jedoch über verschiedene Möglichkeiten, diese aggressiven Stoffe unschädlich zu machen. Eine davon sind die antioxidativen Vitamine A, C, E sowie die Vitamin-A-Vorstufe Beta-Carotin. Wie geschieht das? Um diesen Mechanismus zu verstehen, müssen wir uns die Struktur der freien Radikale genauer ansehen.

Es handelt sich dabei um Verbindungen, die ein freies, d.h. einzelnes Elektron besitzen. Man spricht von einem freien Radikal. Da jede Substanz versucht, die Elektronen paarweise zu besitzen, wird das freie Radikal mehr oder weniger aggressiv nach einem weiteren Elektron »Ausschau halten«. So reißt nun dieses freie Radikal z.B. aus der Zellmembran ein anderes Elektron von seinem Bindungspartner weg. Den Vorgang der Elektronenübertragung nennt man Oxidation. Damit ist nun ein neuer »Einzelgänger« entstanden, ein weiteres Radikal, das sich wieder einen Partner suchen wird. Damit ist eine wahre Kettenreaktion in Gang gekommen, die zu Zerstörung von Strukturen und zur Bildung einer großen Menge an weiteren Radikalen führt.

Nun betreten die antioxidativen Vitamine die Bühne: Sie sind in der Lage, dem Radikal ein eigenes freies Elektron abzugeben. Im Gegensatz zu den freien Radikalen verhalten sich die Vitamine nicht aggressiv, d.h. sie suchen nicht wiederum nach einem Bindungspartner. Die Kettenreaktion ist damit also gestoppt, die Oxidation abgebrochen (daher der Name antioxidativ).

Vitamin A und seine Vorstufe, das Provitamin Beta-Carotin, können im Körper gespeichert werden. Für Vitamin E und C ist das jedoch nur in begrenztem Umfang möglich. Zur Vorbereitung auf die Therapie sollten speicherbare, insbesondere die antioxidativen Vitamine, aber auch das Spurenelement Selen, in größeren Mengen zugeführt werden. Das gilt insbesondere für Vitamin A und E sowie für das Beta-Carotin und die anderen Carotinoide.

Vor der Therapie sollten Vitaminspeicher angelegt werden.

Vitamin A
Vitamin A kommt ausschließlich in tierischen Produkten, besonders in Leber, aber auch in Eigelb vor. Eine oder mehrere Mahlzeiten Leber im Monat können ganz we-

66

sentlich dazu beitragen, daß sich unsere Vitamin A-Speicher ausreichend füllen. Vitamin A ist ganz besonders wichtig für die Regulierung des Zellwachstums. Gleichzeitig stärkt Vitamin A die Schleimhäute und ist dafür verantwortlich, daß sie sich nach Erkrankungen, Entzündungen oder medikamentöser oder strahlenbedingter Schädigung während der Krebsbehandlung wieder regenerieren können. Während der Krebsbehandlung werden also große Mengen an Vitamin A benötigt, um den Organismus zu unterstützen.

Vitamin A ist wichtig für das Zellwachstum und stärkt die Schleimhäute.

Da durch das Beta-Carotin, die Vorstufe, die Vitamin A-Speicher nicht ausreichend gefüllt werden können, ist es wichtig, daß wir dem Körper dieses Vitamin zuführen. Wenn Sie eine Abneigung gegenüber Fleisch haben, können Sie Vitamin A in Form von Kapseln oder aber auch, wem dies schmeckt, als Lebertran aufnehmen. Im Lebertran befindet sich außerdem Vitamin D, welches ebenfalls in die Regulierung des Zellwachstums und auch in den Erneuerungsprozeß der Schleimhäute positiv eingreift.

Beta-Carotin

Mindestens ebenso wichtig ist das Beta-Carotin bzw. die mit ihm verwandten Carotinoide. Beta-Carotin ist z.B. in Karotten enthalten. Aus dem rohen Gemüse jedoch können wir diesen wertvollen Stoff nicht in unseren Körper aufnehmen, da er zu fest in der Zellwand der Karotte gebunden ist. Gut aufnehmbar ist Beta-Carotin aus blanchierten Möhren oder – besser noch – aus Saft. Etwas Fett ist in jedem Fall nötig, um das fettlösliche Vitamin aufzunehmen. Die anderen Carotinoide und auch geringe Mengen von Beta-Carotin finden sich vorwiegend in tiefgrünen Gemüsen wie z.B. Brokkoli, Grünkohl oder Spinat.

Die Carotinoide unterstützen ebenfalls die Zellfunktion und bilden eine wichtige Abwehrbarriere gegenüber Nebenwirkungen durch Bestrahlung, indem sie die dabei entstehenden freien Radikale abfangen. Auch diese Spei-

Carotinoide unterstützen die Zellfunktion und fangen freie Radikale ab.

Fettlösliche Vitamine:	empfohlene Zufuhr für Erwachsene: ♀ ♂		notwendig für:	Vorkommen (Beispiele):
Vitamin A und

Beta-Carotin | 0,8 mg | 1,0 mg | Sehvermögen, Aufbau der Haut und Schleimhaut, Abwehr von Radikalen | Vitamin A: Leber, Lebertran, Butter, Margarine, Milch

Beta-Carotin: Möhren, Grün- kohl, Brokkoli, Melonen, Spinat, Tomaten, gelbe Gemüse |
Vitamin D	5 µg	5 µg	Knochen- bildung, Kalzium und Phosphat- stoffwechsel	Hering, Makrele, Milch und Milchprodukte, Margarine, Eigelb, Leber, Lebertran
Vitamin E	12 mg	12 mg	Schutz vor Radikalen	Keimöl, Pflanzensamen
Vitamin K	65 µg	80 µg	Blutgerinnung, Knochen- aufbau	Eigensynthese, Kohlgemüse, Grüngemüse

Wasserlösliche Vitamine:	empfohlene Zufuhr für Erwachsene: ♀ ♂	notwendig für:	Vorkommen (Beispiele):
Vitamin B1	1,1 mg 1,3 mg	Kohlenhydrat-stoffwechsel	Schweinefleisch, Vollkornprodukte, Hülsenfrüchte, Kartoffeln, Innereien, Fisch (Flunder, Scholle)
Vitamin B2	1,5 mg 1,7 mg	Fett-, Kohlen-hydrat- und Eiweißstoff-wechsel, Energiege-winnung	Vollkornprodukte, Milcherzeugnisse, Fleisch, Fisch (Seelachs, Makrele), Eier, Innereien
Vitamin B6	1,6 mg 1,8 mg	Eiweißstoff-wechsel, Blutbildung	Vollkornprodukte, Gemüse, Fisch, Fleisch (v.a. Hühner- und Schweinefleisch) Bananen, Kartoffeln
Vitamin B12	3 µg 3 µg	Blutbildung	Fleisch, Fisch, Eier, Milch, Sauerkraut, Wurzelgemüse
Folsäure	300 µg 300 µg	Zellteilung	Blattgemüse, Hefe, Weizen-keime, Eier, Vollkornprodukte, Kartoffeln, Milchprodukte
Vitamin C	75 µg 75 µg	Immunsystem, Entgiftung, Radikalfänger	Kartoffeln, Paprika, Zitrusfrüchte, Obst, Sauerkraut

cher sollten also vor Beginn der Behandlung gut gefüllt sein.

Vitamin E

Vitamin E schützt die Zellmembran vor freien Radikalen.

Ähnliches wie für Beta-Carotin gilt auch für Vitamin E, das in der Zellmembran, also der feinen Zellhaut, eine wichtige Abwehrfunktion gegen freie Radikale hat. Es ist hauptsächlich in Pflanzenölen, besonders in Weizenkeim-, Sonnenblumen- und Olivenöl, enthalten. Durch eine gute Versorgung mit Vitamin E können wir den Vitamin-E-Speicher in der Zellmembran erhöhen. Die Zelle ist so besser gegen die freien Radikale geschützt. Vitamin E wird unterstützt durch das Spurenelement Selen, das vorwiegend in Fleisch vorkommt.

Vitamin C

Vitamin C regt die Abwehrtätigkeit an und ist wichtig für die Wundheilung.

Vitamin C hat im Körper wichtige Funktionen. Etwa dreiviertel der Untersuchungen zum Thema Vitamin C und Krebs ordnen der Ascorbinsäure, so der chemische Name, einen schützenden Effekt zu. Wie Vitamin E und Beta-Carotin ist auch Vitamin C ein antioxidatives Vitamin. Es schützt die Zellen, aber auch andere Vitamine vor der Zerstörung durch aggressiven Sauerstoff. Gleichzeitig sorgt es durch die Regulation der Sauerstoffzufuhr der Zellen für deren Überleben. Da es die Abwehrtätigkeit der weißen Blutkörperchen anregt, ist eine ausreichende Vitamin-C-Versorgung auch für unser Abwehrsystem wichtig. Weiterhin ist Vitamin C an der Bildung des Eiweißes Kollagen beteiligt, das für gesunde Haut, Knochen, Zähne und Zahnfleisch sorgt. Es spielt auch bei der Heilung von Wunden und Verbrennungen eine Rolle, indem es der Haut die notwendige Elastizität gibt. Eine bessere Aufnahme des Mineralstoffs Eisen aus pflanzlicher Kost wird durch Vitamin C ermöglicht. Weiter verhindert es die Bildung der krebserregenden Nitrosamine, die im Magen aus dem in Lebensmitteln enthaltenen Nitrat gebildet werden können. Vitamin C ist weit verbreitet. Die Hauptlieferanten sind Obst, Gemüse und Kartoffeln.

Die folgende Tabelle stellt eine Auswahl von Lebensmitteln mit hohem Gehalt an antioxidativen Vitaminen zusammen.

● **Tab. 5: Antioxidative Vitamine in Gemüse**

In 100 g frischer Ware sind enthalten	Beta-Carotin in mg	Vitamin C in mg	Vitamin E in mg
Apfelsinen	< 0,1	50	0,3
Aprikosen	0,8	10	0,5
Bananen	< 0,1	11	0,3
Brokkoli	1,6	90	0,6
Chicorée	3,4	10	–
Erdbeeren	< 0,1	62	0,1
Feldsalat	3,9	35	0,6
Fenchel	4,7	93	–
Grünkohl	8,6	105	1,7
Honigmelone	4,7	32	0,1
Johannisbeere, schwarz	< 0,1	189	1,9
Karotte	8,4	7	0,6
Kiwi	< 0,1	70	–
Mango	1,5	450	3,2
Mangold	3,5	39	–
Paprikaschote, rot	3,5	105	2,5
Petersilie	5,9	166	3,7
Rosenkohl	0,5	112	0,6
Sanddornbeere	1,5	450	3,2
Spinat	3,2	50	1,4
Tomate	0,6	25	0,8
Weißkohl	< 0,1	47	1,7

Höhe der Empfehlungen bei Gesunden:
Beta-Carotin: 2 mg
Vitamin C: 75 mg
Vitamin E: 12 mg

(nach: Die Große GU-Nährwerttabelle; Gräfe und Unzer, München 1998)

Antioxidative Vitamine in Gemüse und Obst

Die meisten Gemüse- und Obstsorten sind energiearm, aber reich an Vitaminen, Mineralstoffen und Ballaststoffen. Sie sind neben Getreide und Getreideprodukten die wichtigsten Lebensmittel einer vollwertigen Ernährung.

Duft-, Farb- und Aromastoffe sowie organische Säuren regen Appetit und Verdauung an und sorgen auch für optische Abwechslung auf dem Speiseplan.

Antioxidative Vitamine und wichtige Mineralstoffe in Getreide

Vollkornprodukte enthalten kaum Vitamin C und bis auf Mais auch kaum Carotinoide, tragen aber zur Versorgung mit Vitamin B_1, Folsäure, Vitamin E sowie Mineralstoffen (z.B. Kalium, Magnesium) und Spurenelementen (z.B. Eisen, Zink und Selen) bei. Gerichte aus Getreide sind im allgemeinen fettarm und stellen in Ergänzung mit Milch und Obst oder mit Gemüse eine vollwertige Mahlzeit dar. Auch Flocken sind trotz Verarbeitungsverlusten ein vollwertiges Nahrungsmittel.

Vollkornprodukte liefern einige Vitamine, Mineralstoffe und Spurenelemente.

● **Tab. 6: Antioxidative Vitamine sowie Spurenelemente in Getreide**

In 100 g Vollgetreide	Vitamin E in mg	Eisen in mg	Zink in mg	Selen in µg
Gerste	0,6	2,8	2,5	7
Hafer	0,18	5,8	4,5	7
Hirse	0,4	9	1,8	5
Mais	2,2	1,5	2,5	16
Naturreis	0,7	2,6	1,5	11
Roggen	2,0	4,6	3,8	4,6
Weizen	1,6	3,3	2,7	3,4
Weizenmehl Typ 405	–	1,5	1,5	–

(nach: Die große GU-Nährwerttabelle; Gräfe und Unzer, München 1998)

Anitioxidative Vitamine in Milch und Milchprodukten

Milch enthält normalerweise 3,5 % Fett. Fettarme Milch und Magermilch mit 1,5 % bzw. 0,3 % Fett haben den Nachteil, daß sie weniger fettlösliche Vitamine (A, Carotin, D,

● Tab. 7: Antioxidative Vitamine in Milch und Milchprodukten

In 100 g Ware	Fett in g	Vitamin A in mg	Beta-Carotin in mg
Frischkäse, Doppelrahm	32	0,3	0,15
Gouda	30	0,05	–
Harzer	0,7	0,06	0,2
Joghurt, 3,5 % Fett	3,8	0,04	0,02
Magermilch	0,1	–	–
Milch, fettarm (1,5 %)	1,6	0,01	–
Milch, 3,5 % Fett	3,6	0,03	0,02
Quark, 20 % Fett	5	0,05	0,02
Rahmbrie, 50 % Fett i.Tr.	28	0,14	0,1
Schlagsahne	31	0,25	0,15

(nach: Der kleine Souci-Fachmann-Kraut; Lebensmitteltabelle für die Praxis)

E, K) enthalten. Dies gilt auch für fettarmen und mageren Joghurt. Vitamin C ist in Milchprodukten nur in Spuren enthalten.

Achten Sie darauf, daß Milchprodukte nach der Herstellung nicht (noch einmal) erhitzt wurden. Dies muß auf der Verpackung mit »wärmebehandelt«, »erhitzt« oder ähnlichem gekennzeichnet sein. Vor der Herstellung werden sie meist pasteurisiert. Beim Pasteurisieren bleibt die Qualität eines Lebensmittels weitgehend erhalten, Nährstoffverluste und geschmackliche Veränderungen sind gering.

Lesen Sie den Aufdruck auf den Milchprodukten aufmerksam durch.

Soll ich Vitaminpräparate einnehmen?

Im Verlauf Ihrer Erkrankung wird es immer wieder Situationen geben, in denen Sie besonders nährstoffreiche Lebensmittel nicht oder nicht in ausreichender Menge essen können. Da aber gerade den Körper zusätzlich belastende Situationen, wie z.B. ein Infekt oder der Heilungsvorgang, einen erhöhten Bedarf nicht nur an Baustoffen und ener- gieliefernden Makro-, sondern auch an Mikronährstoffen mit sich bringen, wird es immer wieder einmal notwen- dig werden, Vitamin-, Mineralstoff- oder Spurenelement- präparate einzunehmen. Dies ist auch bereits vor Beginn einer Tumortherapie sinnvoll, besonders wenn wir uns vielleicht längere Zeit bereits nicht so ausgewogen ernährt oder einen erhöhten Bedarf gehabt haben, z.B. bei Rauchern oder bei reichlichem Alkoholkonsum.

Da unser Körper einen unterschiedlichen Bedarf an den einzelnen Vitaminen hat, diese in einem bestimmten Ver- hältnis zueinander vorliegen müssen und sich zum Teil in ihrer Wirkung gegenseitig unterstützen (z.B. Vitamin E und Vitamin C), ist es günstiger, Kombinationspräparate zu verwenden (siehe Tab. 8, S. 76). Dennoch kann es sein, daß der Bedarf an einzelnen Vitaminen und Mineralstof- fen erhöht ist. Am besten ist, Sie beraten sich vor der Ein- nahme mit Ihrem Arzt, nicht zuletzt wegen der Dosierung der Supplemente.

Vitamine können sich in ihrer Wirkung gegenseitig unter- stützen.

Wie erkenne ich, ob mir Nährstoffe fehlen?

Ein Blick auf die Waage genügt, und Sie können sehen, ob sich Ihr Gewicht verändert. Wenn Vitamine oder Mineral- stoffe fehlen, wird das meist nicht sofort entdeckt. Leider ist es auch nicht immer einfach zu überprüfen, ob die Ver- sorgung mit Nährstoffen optimal ist. Diese Untersuchung muß der Arzt vornehmen, teilweise sind Speziallabors nötig. Und nicht immer bedeutet ein normaler Blutwert auch eine ausreichende Versorgung des Körpers und gut gefüllte Speicher.

Am verläßlichsten sind Mineralstoffanalysen. Ein sehr gu- tes »Meßinstrument« zum Aufspüren einer unzureichen- den Nährstoffzufuhr sind die Ernährungsanamnese, die mündlich vom Arzt, besser von einer dafür speziell ge-

> schulten Fachkraft (Diätassistent, ernährungsmedizini-
> scher Berater, Oecotrophologe) erhoben wird oder aber
> ein von Ihnen selbst möglichst genau geführtes Ernäh-
> rungstagebuch.
>
> Es gibt heute eine Vielzahl von Computerprogrammen, mit
> denen man dann die Energie- und Nährstoffzufuhr berech-
> nen und mit den Empfehlungen für die Zufuhr vergleichen
> kann.

Wie hoch sollen die Vitamine dosiert sein?

Bei den Vitaminen gilt eine Zufuhr bis zum 5fachen der
von der Deutschen Gesellschaft für Ernährung (DGE) empfohlenen Tagesdosis als unbedenklich. Lediglich bei den
fettlöslichen Vitaminen A und D sollten Obergrenzen von
3 mg reinem Vitamin A und 10 µg (sprich: Mikrogramm;
entspricht einem Tausendstel Milligramm, mg) Vitamin D
nicht über längere Zeit überschritten werden. Diese Grenzen sollten nur nach Rücksprache mit dem Arzt über-
schritten werden. Auch sonst bedeuten »Megadosen« an
Vitaminen und Spurenelementen nicht immer auch einen
größeren Nutzen. Vitamin C z. B. wird bei einer Einnahme
von über 1 g vermehrt über die Niere ausgeschieden.

Bei fettlöslichen Vit-
aminen sollten
Obergrenzen einge-
halten werden.

● **Tab. 8: Auswahl von Multivitaminpräparaten**

Vitamine	Bedarf (DGE) ab 25 J/Tag m w	Centrum (Whitehall-Much)	Cobidec n Brausetabl. (Warner-Lambert)	Eunova Drag (SmithKline Beecham OTC Medicines)	Hermes Multivit forte Brausetabl. (Hermes)
Vit B$_1$ (mg) (Thiamin)	1,3 1,1	1,4	10	2	6,17
Vit B$_2$ (mg) (Riboflavin)	1,7 1,5	1,6	15	2	6,8
Niacin (mg) (Äquivalent)	18 15	18	100	15	60
Vit B$_6$ (mg) (Pyridoxin)	1,8 1,6	2	5	2	7,29
Folsäure (µg) (freie Fols. Gesamtfolat)	150 300	200	–	–	500
Pantothen-säure (mg)	6	6	–	6	10,87
Biotin (µg)	30 100	15	–	10	100
Vit B$_{12}$ (µg)	3	1	5	1	75
Vit C (mg) (Ascorbinsäure)	75	60	200	70	200
Vit A (mg RÄ)	1,0 0,8	0,8	0,9	1,2	0,45
Vit D (µg)	5	5	–	5	5
Vit E (mg TÄ)	12	10	15	3	27,6
Vit K (µg)	80 65	30	–	–	75
Mineralstoffe/ andere Stoffe		Ca: 162 mg; Ph: 125 mg; Mg: 100 mg; K: 40 mg; Cl: 36,3 mg; Fe, J.Cu, Mn, Cr, Mb, Se, Si, Zn	Ca: 80 mg, Fe: 7,4 mg, Mn, Mb, Mg	Rutosid, Fe, Cu, Mn, Zn, Mb, K, Ca: 147 mg, Mg: 15 mg	–

Mulgatol Multivitamin Kaps (Woelm Pharma)	Multibionta N Kaps (Merck)	Multivitol Filmtabl. (Hermes)	Omnival Brausetabl. (Knoll)	Supradyn B neu Brausetabl.- (Roche)	9 Vitamine-komplex Kaps (ratiopharm)
10	1,3	2,18	1,3	20	20
10	1,7	2,6	1,7	5	15
30	18	20	18,0	50	50
10	1,8	3,65	1,8	10	15
300	200	400	150	–	–
–	4	10,87	6	11,6	20
–	30	45	100	25	–
5	2	9	3	5	300
150	60	90	75	150	200
1,5	1	1,5	–	1,5	2,25
7,5	5	10	–	–	–
3	12	30	12	10	30
–	50	–	–	–	–
–	–	Ca: 162 mg, P: 125 mg, Mg: 100 mg, K: 7,5 mg, Fe: 27mg, Cu: 3 mg, Zn: 22,5 mg, Jod 0, 15 mg	Ca: 100 mg, Mg: 35 mg	Ca: 262 mg, Mg: 40 mg, Fe: 6 mg	–

Wenn das Gewicht sinkt

Schon vor Beginn einer Krebsbehandlung haben viele Patienten an Körpergewicht verloren. Meist ist eine unerklärliche, nicht beabsichtigte Gewichtsabnahme sogar das erste Anzeichen für eine Tumorerkrankung. Der Gewichtsverlust ist bei verschiedenen Krebsarten unterschiedlich und hängt auch nicht eindeutig mit der Größe und der Ausbreitung des Tumors sowie der Dauer der Erkrankung zusammen. Damit ist das Auftreten einer Gewichtsabnahme auch nicht vorhersehbar.

Eine unerklärliche Gewichtsabnahme kann ein Anzeichen für eine Krebserkrankung sein.

Für jeden ist die Diagnose Krebs zunächst ein Schock. Niedergeschlagenheit und Angst sind verständliche Reaktionen. Und die nehmen den meisten Menschen den Appetit. Das Essen macht keine Freude mehr und schmeckt auch nicht mehr. Mit sinkendem Appetit sinkt auch die tägliche Aufnahme an Energie, Vitaminen und Mineralstoffen. Aber gerade jetzt braucht der Körper im Kampf gegen die Krankheit Energie und Nährstoffe, um das Immunsystem und damit die Abwehrkräfte aufrechtzuerhalten und zu stärken. Anorexie nennen Ärzte die Erscheinung, daß der Appetit sinkt, kein Verlangen zur Nahrungsaufnahme vorhanden ist, und der Patient in der Folge sichtbar abmagert. Nicht zu verwechseln ist diese Anorexie mit der Anorexia nervosa, also mit der sogenannten Magersucht, bei der die Betroffenen bewußt und freiwillig ihre Nahrungszufuhr einschränken, um abzunehmen.

Wie kommt es zum Gewichtsverlust?

Die Gründe für einen Gewichtsverlust sind sehr vielfältig. Bei einer Krebserkrankung sind vor allem zwei Ursachen von Bedeutung. Zum einen ist die Energie- und Nährstoffaufnahme zu gering, weil einfach zu wenig gegessen wird. So kann eine direkte Behinderung der Nahrungsaufnahme durch ein Passagehindernis (z.B. ein Tumor im Bereich von Mund, Speiseröhre oder Magen) Ursache einer verminderten Nahrungszufuhr sein. Mangelnder Appetit, Schmerzen oder psychische Probleme sind weitere mögliche Ursachen.

Viele Untersuchungen sind nur möglich, wenn der Patient nüchtern ist. Auch diese Nüchternphasen tragen zur Gewichtsabnahme bei. Viele Tumorpatienten haben gerade am Morgen noch den größten Appetit und essen im Verlauf des Tages dann immer weniger.

> Gewichtsverlust hat zwei Hauptursachen: geringe Energieaufnahme und hohen Energieverbrauch.

Weitere Gründe können Therapiefolgen wie zum Beispiel Übelkeit oder Erbrechen sein. Auch kann sich durch die Behandlung das Geschmacks- und Geruchsempfinden verändern. So werden Speisen manchmal bitterer empfunden als sie in Wirklichkeit sind. Der Geruchssinn kann sich so verändern, daß Essengerüche nicht Lust aufs Essen machen, sondern den Appetit verderben. Darüber hinaus produziert der Tumor Stoffe, die das Sättigungsempfinden beeinflussen können. Sie fühlen sich bereits satt, obwohl Sie nur wenig oder überhaupt nichts gegessen haben.

Auch Entzündungen in Mund, Rachen oder Speiseröhre mit Kau- und Schluckbeschwerden machen das Essen beschwerlich. Schädigungen der Darmschleimhaut und Durchfall verhindern eine optimale Nährstoffaufnahme.

Auch ein höherer Energiebedarf führt zu einer Gewichtsabnahme, wenn nicht entsprechend mehr Nahrung aufgenommen wird. Zum Beispiel erhöht Fieber den Energiebedarf. Bei einem Temperaturanstieg auf 39 Grad Celsius steigt der Kalorienbedarf um 25 % an. Schließlich benötigt der Körper nach einer Therapie für die Reparaturvorgänge vermehrt Energie und Baustoffe, vor allem Eiweiß.

Gravierende Änderungen im Stoffwechsel
Gerade im Hinblick auf die Nahrungsaufnahme gibt es von Patient zu Patient große Unterschiede. Und dasselbe gilt auch für die Beschwerden unter der Therapie. Die oben beschriebenen Gründe für eine Gewichtsabnahme

könnten durch eine ausreichende Nahrungsaufnahme, zu der sich der Patient sicher auch manchmal zwingen muß, überwunden werden. Es gibt aber noch andere Gründe für die Gewichtsabnahme, die wir derzeit noch nicht beeinflussen können, weil wir sie bisher noch nicht ganz verstehen. So werden beim Kampf unseres Körpers gegen den Tumor Substanzen freigesetzt, sogenannte Zytokine, die zu gesteigerten und ineffektiven Stoffwechselveränderungen führen. Dasselbe geschieht auch nach schweren Verletzungen und nach einer schweren Infektionskrankheit. So wird zum Beispiel der Eiweiß- und Fett*abbau* gegenüber dem Eiweiß- und Fett*aufbau* gesteigert. So können wir an Gewicht abnehmen, selbst wenn wir ausreichend Nahrung aufnehmen.

Der Tumor führt zu großen Stoffwechselveränderungen.

Kommen beide Faktoren, eine unzureichende Energieaufnahme und ein gesteigerter und ineffektiver Stoffwechsel zusammen, ist eine Gewichtsabnahme die natürliche Folge. Nicht zuletzt verbraucht auch der Tumor Nährstoffe, die er sich ohne Rücksicht auch auf Kosten der Körpersubstanz des Patienten und dessen vielleicht unzureichender Energie- und Nährstoffaufnahme holt.

Bei vielen Tumorpatienten nimmt im Verlauf der Krankheit die Muskel- und Fettmasse ab, während vor allem der Flüssiggehalt des Körpers steigt. Starke und rasche Gewichtsschwankungen sind daher meist nur auf Wassereinlagerungen zurückzuführen.

Wie kann ich mein Gewicht halten, vielleicht sogar zunehmen?

Nachdem wir festgestellt haben, daß viele Tumorkranke schon vor Beginn einer Behandlung mangelernährt sind, zum anderen aber eine optimale Nährstoffzufuhr für die Auseinandersetzung mit der Krankheit sehr wichtig ist, ist es sinnvoll, bereits bei der Diagnosestellung und Therapieplanung Ernährungsmaßnahmen einzuleiten. Versu-

Nach Diagnosestellung sollte neben der Therapie auch die Ernährung geplant werden.

chen Sie bei allem, was Sie derzeit sicher mehr beschäftigt als Ihre Ernährung, doch auch diese zu überdenken.

Vielleicht führen Sie einmal ein Ernährungstagebuch. Es ist nicht leicht abzuschätzen, wieviel Energie und Nährstoffe unser tägliches Essen enthält. Ein Ernährungstagebuch kann Ihnen dabei helfen. Ein derartiges Tagebuch zu führen ist nicht schwer. Schreiben Sie mindestens 3 Tage, oder besser, eine Woche lang auf, was Sie essen und trinken. Sie erhalten so einen guten Überblick über Ihre Eßgewohnheiten. Mit Hilfe einer Kalorientabelle können Sie dann ausrechnen, wieviel Kalorien Sie in etwa am Tag zu sich genommen haben.

Ein Ernährungstagebuch gibt Ihnen einen Überblick über Ihre Eßgewohnheiten.

Hilfsmittel Kalorientabelle

Eine Kalorientabelle, in der die Lebensmittelmengen nicht nur in Gramm, sondern auch in haushaltsüblichen Maßen (Tassen, Eßlöffel o.ä.) angegeben sind, erleichtert Ihnen die Arbeit. Die einzelnen Lebensmittel müssen dann nicht mehr exakt abgewogen werden. Gut geeignet sind »Kalorien mundgerecht« oder die »Mengenlehre für die Küche«. Bezugshinweise finden Sie auf Seite 195.

Ihren ungefähren Energiebedarf können Sie so errechnen:

- Normalgewicht (in Kilogramm) x 20–25 = Energiebedarf (kcal) bei Bettruhe
- Normalgewicht (in Kilogramm) x 30 = Energiebedarf (kcal) bei leichter körperlicher Tätigkeit
- Normalgewicht (in Kilogramm) x 35 = Energiebedarf bei mittelschwerer körperlicher Tätigkeit

Ihr Normalgewicht erhalten Sie, wenn Sie von Ihrer Körpergröße in cm die Zahl 100 abziehen (bei Männern). Frauen ziehen davon nochmals 10 % ab, da sie wegen der geringeren Muskelmasse einen niedrigeren Energiebedarf haben.

Vergleichen Sie nun Ihre tatsächliche Kalorienaufnahme mit Ihrem berechneten Energiebedarf. Sollten Sie feststellen, daß Sie zuwenig Energie aufgenommen haben, versuchen Sie, Ihre Energiezufuhr schrittweise zu erhöhen. Sie können in Ihrem Ernährungstagebuch auch eintragen, wie Sie sich vor und nach einer Mahlzeit fühlen. Wenn Sie den Eindruck haben, daß Sie bestimmte Lebensmittel nicht vertragen, so sollten Sie das ebenfalls notieren.

Planen Sie Zwischenmahlzeiten ein

Wenn Sie nur kleine Portionen essen können, sollten Sie viele Mahlzeiten einnehmen.

Versuchen Sie, regelmäßig zu essen und planen Sie Zwischenmahlzeiten ein, eventuell auch nachts. Größere Portionen werden oft weniger gut vertragen. Vor allem wenn Sie unterwegs sind, sollten Sie immer eine Kleinigkeit bei sich haben. Die »Lücke« zwischen den Hauptmahlzeiten können Sie mit Snacks auffüllen. Achten Sie bei der Auswahl der Zwischenmahlzeiten auf eine hohe Nährstoffdichte. Das bedeutet also, Ihr Snack sollte auch bei kleiner Menge viele Nährstoffe enthalten.

Was versteht man unter Nährstoffdichte?

Ein Lebensmittel hat dann eine hohe Nährstoffdichte, wenn es bezogen auf den Kaloriengehalt einen hohen Gehalt an einem bestimmten Nährstoff besitzt.

Beispiel: 100 g Vollkornbrot enthält 204 kcal und 230 µg Vitamin B_1, in 100 g Weißbrot stecken 233 kcal. und 90 µg Vitamin B_1. Damit hat Vollkornbrot für Vitamin B_1 eine Nährstoffdichte von 1,13 µg/kcal, Weißbrot dagegen nur 0,39 µg/kcal. Da Obst und Gemüse sehr wenig Kalorien haben, haben sie allgemein eine hohe Nährstoffdichte.

Trinken Sie möglichst nicht unmittelbar vor oder zu einer Mahlzeit. Sie füllen sonst Ihren Magen mit Flüssigkeit und sind bereits satt, noch ehe Sie richtig gegessen haben. Um auch beim Trinken etwas Energie aufzunehmen, sollten

Sie nicht nur Wasser oder Tee trinken. Mischen Sie – kohlensäurearmes – Mineralwasser mit Fruchtsäften. Kohlensäurereiche Getränke sind nicht so günstig, denn die Kohlensäure füllt den Magen und Sie empfinden weniger Hunger.

Trinken Sie nicht zum oder vor dem Essen.

> ### Snacks mit hoher Nährstoffdichte
> - Milchmixgetränke (z. B. mit Sahne angereichert)
> - Quark oder Joghurt (mit Früchten oder Nüssen)
> - Vollkornkekse
> - Bananen
> - Studentenfutter, Nüsse, Trockenfrüchte
> - Obstkuchen

Formuladiäten liefern viel Energie

Wenn Sie Zwischenmahlzeiten nicht selbst zubereiten können oder wollen oder wenn Sie Kau- oder Schluckbeschwerden haben, können Sie auch einmal eine fertige Trinknahrung, eine sogenannte Formuladiät, versuchen. In der Apotheke erhalten Sie entsprechende Produkte. Meist sind dort nur wenige Präparate vorrätig, zahlreiche andere können jedoch bestellt werden. Die Tabelle 15 ab S. 177 enthält eine Auswahl derzeit verfügbarer Präparate. Sie können damit Energie und Nährstoffe in konzentrierter Form zu sich nehmen. Eine Vorteil dieser Trinknahrungen ist auch, daß die Angaben zum Nährstoffgehalt auf der Packung dem *tatsächlichen* Inhalt der Packung entsprechen, während der Nährstoffegehalt in unseren Lebensmitteln immer gewissen Schwankungen unterliegt.

Formuladiäten liefern konzentrierte Energie.

Da es ganz unterschiedliche Formuladiäten und auch Geschmacksrichtungen gibt, sollten Sie zuerst – vielleicht mit einer Probepackung – ausprobieren, ob Ihnen das Produkt schmeckt. Erst wenn Sie eine Marke gefunden haben, die Ihnen zusagt, sollten Sie sich mit einer größeren Menge eindecken. Vielleicht kennen Sie auch von Ihrem Krankenhausaufenthalt bereits Präparate, die Ihnen schmecken.

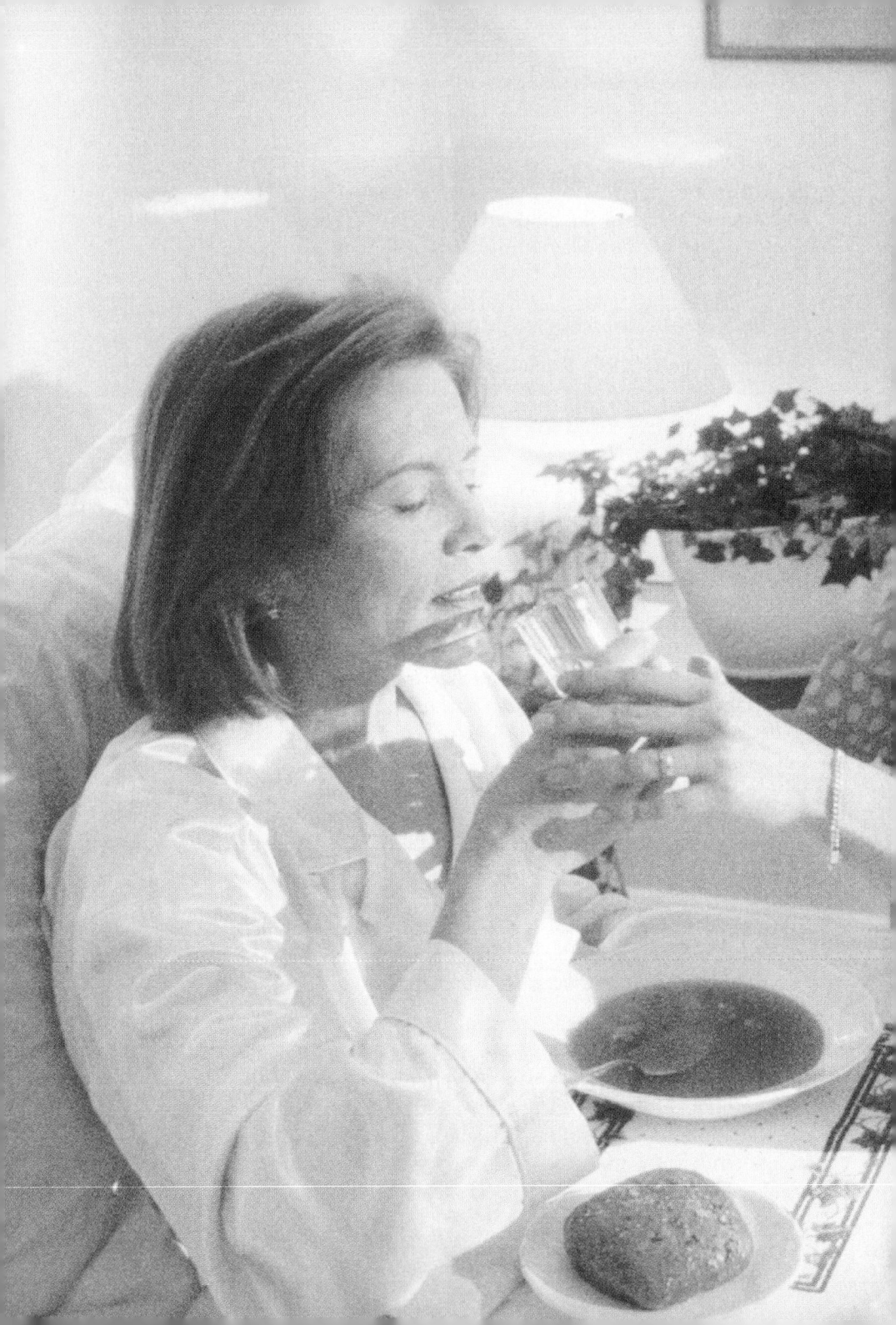

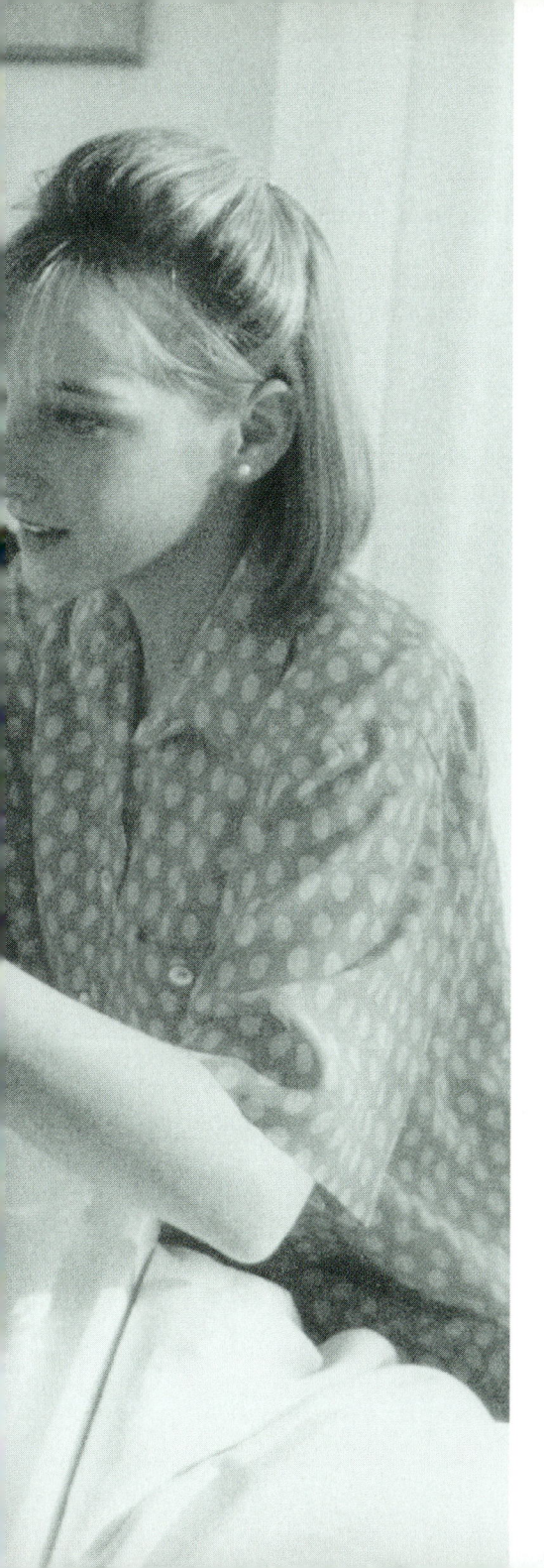

Die Ernährung während der Therapie

Die verschiedenen Krebstherapien sind in der Regel nicht ohne Nebenwirkungen. Diese erschweren die Ernährung. Im folgenden Kapitel finden Sie viele praktische Ratschläge, wie Sie auch während der Therapiephasen gut essen können und mit den Begleiterscheinungen besser zurechtkommen.

Nutzen Sie Therapie-
pausen, um neue
Kräfte zu gewinnen.

Die bisher geschilderten Grundlagen einer vollwertigen Ernährung gelten auch für die Zeit während einer Krebsbehandlung. Besonders die Pausen während der Therapien, die Sie ja im allgemeinen zu Hause verbringen, sollten Sie nutzen, um neue Kräfte auch durch eine optimale Nahrungszufuhr zurückzugewinnen. Häufig haben Krebspatienten während einer Therapie verstärkt Eßprobleme. Aber auch da gibt es individuelle Unterschiede.

Normalerweise benötigt ein Krebspatient keine spezielle Ernährung. Die Art der Behandlung (Operation, Chemotherapie oder Bestrahlung) und eventuell damit verbundene Nebenwirkungen oder Beschwerden können allerdings Einfluß auf das tägliche Essen und Trinken sowie die Art der Zubereitung haben. Möglicherweise werden bestimmte Speisen nicht mehr vertragen. Der Geruchs- und Geschmackssinn kann durch die Therapie verändert sein, und plötzlich schmeckt Ihnen Ihre Lieblingsspeise nicht mehr, oder Sie empfinden deren Geruch als unangenehm.

Wichtiger Grund-
satz: Essen Sie was
schmeckt und gut
bekommt.

Da die Behandlung individuell zu ganz unterschiedlichen Nebenwirkungen führen kann, können keine allgemeingültigen Regeln oder Empfehlungen gegeben werden. Die folgenden Ratschläge haben sich zwar schon bei vielen Betroffenen bewährt, es muß jedoch jeder individuell für sich selbst ausprobieren, was ihm schmeckt und was er verträgt. Deshalb gilt: Essen Sie, was Ihnen schmeckt und was Ihnen bekommt.

Nachfolgend soll nun auf Nebenwirkungen von Krebstherapien und mögliche Ernährungsstrategien näher eingegangen werden.

Die Nebenwirkungen und Folgen der Therapie

Je nach Tumor und damit Therapieart sowie auch individuellen Faktoren kann der Einfluß auf die Nahrungsaufnahme und -verwertung ganz unterschiedlich sein.

Operationen

Operationen im Mund- und Halsbereich können zur direkten Beeinträchtigung des Schluckens führen und die Nahrungsaufnahme dadurch einschränken. In diesen Fällen können spezielle Zubereitungen der Nahrung (klar flüssig, flüssig, streng passiert oder erweitert passiert: siehe S. 114 ff.) weiterhelfen. Operationen an der Speiseröhre können eine Beeinträchtigung der Magenbeweglichkeit nach sich ziehen. Folge von chirurgischen Eingriffen im Magen-Darmbereich können unter anderem Störungen der Fett- und Eiweißverdauung sein. Mit diesen Problemen wird sich deshalb ein separates Kapitel befassen (»Die Ernährung bei speziellen Eingriffen« ab S. 125).

Operationen können eine spezielle Ernährung erforderlich machen.

Chemotherapie

Die Nebenwirkungen einer Chemotherapie sind auch dadurch bedingt, daß die Behandlung nicht nur die Tumorzellen, sondern auch das gesunde Gewebe beeinträchtigt. Besonders die rasch wachsenden Zellen der Schleimhaut des Mundes, der Speiseröhre sowie des Darmes sind davon betroffen. Ausmaß und Art der Beschwerden sind von der Erkrankung, der Art und Dosierung des Medikaments und von individuellen Faktoren abhängig. Zu letzteren gehört auch der Gesundheitszustand des Patienten.

Mögliche Folgen einer Chemotherapie sind:

Appetitverlust (Anorexie)
Übelkeit und Erbrechen
Sodbrennen
Völlegefühl, Blähungen
Durchfall (Diarrhoe)
Verstopfung (Obstipation)
Bauchschmerzen
Entzündungen der Mundschleimhaut und der Schleimhaut
der Speiseröhre sowie des Magen-Darmtraktes
Geschmacksveränderungen
Mundtrockenheit
Fieber infolge von sekundär auftretenden Infekten

Trotz dieser manchmal sehr belastenden Nebenwirkungen der Chemotherapie kann versucht werden, eine (ausreichende) orale Ernährung beizubehalten, d.h. der Patient sollte versuchen, seine Nahrung möglichst ganz normal zu verzehren.

Gewichtsverlust sollte möglichst verhindert werden.

Das Vermeiden eines Gewichtsverlustes ist ein wichtiges Ziel der Ernährungstherapie bei Krebs. Gewichtsverlust während der Therapie wird oft gleichgesetzt mit ausbleibendem Therapieerfolg. Es kann jedoch auch sein, daß der Gewichtsverlust Folge einer Mangelernährung trotz gutem Therapieerfolg ist. Die Mangelernährung wiederum kann den Therapieerfolg schmälern.

Strahlentherapie

Die Bestrahlung kann sowohl akut wie chronisch zu Störungen der Nahrungsaufnahme und -verwertung führen. Beeinflußt werden die strahlenbedingten Nebenwirkungen von der Lage des Tumors, der Region, die bestrahlt wird, der Dosis und der Dauer der Bestrahlung, dem einzelnen wie auch dem gesamten Bestrahlungsvolumen sowie der Kombination mit anderen Behandlungsformen (Operation, Chemotherapie).

Mögliche Nebenwirkungen der Strahlentherapie

Bei Bestrahlung von Kopf und Halsbereich können auftreten
Appetitverlust
Geschmacks- und Geruchsstörungen
Trockener Mund
Schleimhautentzündungen
Kau- und Schluckstörungen

Bestrahlung des Brustkorbes kann zur Folge haben
Entzündung und Brennen der Speiseröhre
Schluckstörungen
Übelkeit
Erbrechen

Bei Bestrahlung des Bauchraumes können auftreten
Appetitverlust
Durchfall
Verstopfung
Übelkeit
Erbrechen
Darmentzündungen
Blasenentzündungen

Die leichte Vollkost – was ist das?

Wenn keine speziell zubereitete Kostform (siehe S. 144 ff.) eingehalten werden muß, kann die Ernährung des Krebspatienten als »gesteuerte Wunschkost«, das heißt unter Berücksichtigung individueller Bedürfnisse auf der Basis einer sogenannten leichten Vollkost, zusammengestellt werden. Was versteht man unter einer leichten Vollkost?

Früher wurde bei Beschwerden im Magen-Darmtrakt eine Schonkost verordnet, je nach Bedarf also eine Magen-, Leber-, Galle- oder Bauchspeicheldrüsenschonkost. Nachdem wissenschaftlich klar war, daß Organerkrankungen damit weder geheilt noch gebessert wurden, gab man diese Ernährungsformen auf. Heute wird bei unspezifischen Unverträglichkeiten bestimmter Speisen und Lebensmittel sowie bei unkomplizierten Leber-, Galle-, Magen- und Darmerkrankungen eine sogenannte »leichte Vollkost« empfohlen. Dabei handelt es sich um eine Ernährungsform, die sich von der »normalen Ernährung« nur dadurch unterscheidet, daß sie keine Lebensmittel und Speisen enthält, die erfahrungsgemäß »schwer im Magen liegen« oder häufig Völlegefühl, Blähungen oder Magendruck auslösen. Die Zubereitung der Speisen erfolgt möglichst schonend. Das heißt, es wird gedünstet und gedämpft anstatt gebraten und fritiert.

Leichte Vollkost vermeidet Schwerverdauliches.

Individuelle Unverträglichkeiten berücksichtigen

Um herauszufinden, welche Lebensmittel Unverträglichkeiten auslösen oder schwer verdaulich sind, wurden vor einigen Jahren rund 2000 Krankenhauspatienten befragt, welche Speisen sie nicht oder schlecht vertragen. Nach diesen Angaben wurde eine Liste mit 50 Lebensmitteln und Speisen erstellt, die am häufigsten genannt wurden. Je weiter vorne die Speise in der Liste steht, um so häufiger wurde sie von den befragten Patienten nicht vertragen. Rund 30 % der Befragten konnten keine Hülsenfrüch-

Zahlreiche Lebensmittel werden schlecht vertragen.

te vertragen. Der Verzehr von Tomaten oder Marmelade verursachte dagegen nur bei etwa 2 % der Patienten Beschwerden.

Lebensmittel, die häufig schlecht vertragen werden, nach der Häufigkeit der Nennungen

1. Hülsenfrüchte
2. Gurkensalat
3. fritierte Speisen
4. Weißkohl
5. kohlensäurehaltige Getränke
6. Grünkohl
7. fette Speisen
8. Paprikagemüse
9. Sauerkraut
10. Rotkraut
11. süße und fette Backwaren
12. Zwiebeln
13. Wirsing
14. Pommes frites
15. hartgekochte Eier
16. frisches Brot
17. Bohnenkaffee
18. Kohlsalat
19. Mayonnaise
20. Kartoffelsalat
21. Geräuchertes
22. Eisbein
23. zu stark gewürzte Speisen
24. zu heiße u. zu kalte Speisen
25. Süßigkeiten
26. Weißwein
27. rohes Stein- und Kernobst (z.B. Pflaumen, Kirschen, Aprikosen)
28. Nüsse
29. Sahne
30. panierte Speisen
31. Pilze
32. Rotwein
33. Lauch
34. Spirituosen
35. Birnen
36. Vollkornbrot
37. Buttermilch
38. Orangensaft
39. Vollmilch
40. Kartoffelklöße
41. Bier
42. schwarzer Tee
43. Apfelsinen
44. Honig
45. Speiseeis
46. Schimmelkäse
47. Trockenfrüchte
48. Marmelade
49. Tomaten
50. Schnittkäse

Die in der Liste genannten Speisen wurden häufig nicht oder schlecht vertragen. Das heißt nicht, daß auch Sie diese Speisen in jedem Fall nicht vertragen. Probieren Sie mit kleinen Mengen aus, wie Ihre individuelle Verträglichkeit aussieht und stellen Sie sich ihre eigene Liste zusammen.

Dem Gewichtsverlust vorbeugen

Viele Patienten fragen immer wieder danach, wie sie einem Gewichtsverlust durch entsprechende Ernährung während der Therapie vorbeugen oder wie sie ihn aufhalten können, wenn sie schon abgenommen haben.

Sie haben bereits gelesen, daß eine ausgewogene Ernährung, die neben den wichtigen Mikronährstoffen (also Vitaminen und Mineralstoffen) auch ausreichend Makronährstoffe (Kohlenhydrate, Fett und Eiweiß) und damit auch Energie enthält, eine Hilfe für den Abwehrkampf des Körpers ist. Damit soll verhindert werden, daß der Krebs körpereigene Reserven, also das körpereigene Gewebe, angreift und abbaut, um sich selbst »am Leben zu erhalten«. Das würde den Körper und vor allem das Immunsystem schwächen.

Ausgewogene Ernährung unterstützt die Abwehrarbeit des Körpers.

Wir können nicht vorhersehen, wie der Körper auf die Therapie reagiert, ob sie vertragen wird oder ob Nebenwirkungen auftreten. Daher wissen wir im Vorfeld auch nichts über unseren Appetit, die Abneigungen, Unverträglichkeiten und eventuell andere Beschwerden, die eine normale Nahrungszufuhr möglicherweise vorübergehend einschränken oder ganz verhindern werden. Doch machen Sie sich darüber im Vorfeld keine Gedanken. Jeder reagiert auf die Therapie anders. Vielleicht essen Sie ohne Probleme wie bisher. Und wenn nicht, essen Sie wieviel und was Sie können und mögen. Günstig ist in jedem Fall, wenn Sie öfters kleine Mengen essen. So belastet Sie eine Mahlzeit nicht. Bitten Sie deshalb um Zwischenmahlzei-

Die Auswirkungen der Therapie sind kaum vorhersehbar.

ten nach Ihrem Geschmack (siehe S. 95). Vielleicht haben Sie dabei die Möglichkeit, von einer Ernährungsfachkraft beim Zusammenstellen der Speisen unterstützt und begleitet zu werden. Und falls Sie überhaupt nichts essen können oder vielleicht sogar nicht dürfen, wird ihr behandelnder Arzt Sie künstlich ernähren, das heißt Sie bekommen alle Nährstoffe über die Venen.

Die Ernährung bei Appetitlosigkeit

Appetitverlust ist die häufigste Ursache für Gewichtsverlust bei Krebskranken und findet sich bei bis zu 80 % der Patienten.

Manche Patienten fallen schon vor der Diagnose Krebs durch einen verminderten Appetit auf; vor allem aber während der Therapie klagen viele Patienten über mangelnden Appetit. Die genauen Ursachen kennen wir bis heute leider nicht (siehe auch S. 78 ff.). Diskutiert werden unter anderem eine verminderte Ausschüttung von Magensaft und Verdauungsenzymen als Folge von Geschmacksveränderungen sowie eine vermehrte Ausschüttung von Botenstoffen im Gehirn, die Sättigung bewirken. Auch bei Ärger, Angst und Schmerzen werden vom Nebennierenmark verstärkt Hormone ausgeschüttet, die die Appetitregulierung im Gehirn so beeinflussen, daß der Appetit sinkt. Ebenso geht nach einer Magenoperation die Fähigkeit des Magens zur Hungermeldung verloren.

Appetit empfinden, wird von zahlreichen Faktoren beeinflußt.

Den Appetit steigern

- Mahlzeiten in Ruhe und langsam einnehmen.
- Umgebung, Zeit und Ort der Mahlzeiten variieren. Ablenkungen (z.B. Fernsehen) können ebenso günstig sein wie ein schön gedeckter Tisch, Kerzenlicht oder ein Essen in Gesellschaft.

Es gibt viele Möglichkeiten, den Appetit zu steigern.

- Essen Sie, wann immer Sie Lust haben. Häufige kleine energie- und eiweißreiche Mahlzeiten, auch Snacks zu jeder Tages- und Nachtzeit sind sinnvoll.
- Die richtige Tageszeit finden. Erfahrungsgemäß ist der Appetit morgens am besten und wird gegen Abend schlechter.
- Eventuell kleine Portionen alle 1–2 Stunden essen.
- Möglichst keine Flüssigkeit vor oder während des Essens trinken, um vorzeitige Sättigung zu vermeiden (Ausnahme Mundtrockenheit, siehe dort).
- Abwechslungsreich kochen (siehe auch Rezepte ab S. 162).
- Versuchen Sie Testmahlzeiten mit unterschiedlichen Fertigprodukten aus der Apotheke, die energie- und eiweißreich sind (Formuladiäten, siehe S. 156 ff.).
- Der Zusatz von etwas Zitronensaft zu Fertigdrinks kann dazu beitragen, die übermäßig empfundene Süße und den faden Nachgeschmack, der bei Krebspatienten als Störung der Geschmacksempfindung auftreten kann, zu beseitigen.
- Der Appetit läßt sich mit leichten Bewegungsübungen stimulieren.
- Ein Aperitif oder Bier (sofern erlaubt) kann ebenfalls appetitanregend wirken.
- Medikamente sollte man, wenn nicht anders vorgeschrieben, zusammen mit hochkalorischen Drinks einnehmen.
- Fügen Sie, wo immer es geht, Extrakalorien hinzu, wie Butter, Honig, Sahne, Zucker etc.
- Experimentieren Sie mit Gewürzen und unterschiedlichen Zubereitungsformen.
- Vermeiden Sie sehr strenge Gerüche, verwenden Sie geschlossene Töpfe, grillen Sie nur im Freien, schalten Sie rechtzeitig die Dampfabzugshaube ein und achten Sie darauf, daß das Essen nicht »dampfend« auf den Tisch kommt. Auch ein Ventilator kann als Mittel zur

Beseitigung »unangenehmer« Gerüche eingesetzt werden.
- Kleine Snacks und fertige Gerichte bereithalten, evtl. in kleinen Portionen selbst gekocht und eingefroren, damit bei plötzlichem Appetit nicht erst gekocht werden muß.

In Gesellschaft schmeckt es besser als allein. Essen Sie zusammen mit Ihrem Partner, Ihrer Partnerin oder der Familie, mit Freunden. Die meisten Gerichte, die Sie essen, werden auch Ihrer Familie schmecken. Vielleicht können Sie sich mit anderen Betroffenen, die Sie in einer Selbsthilfegruppe kennengelernt haben, zum gemeinsamen Kochen und Essen treffen.

Essen Sie mit anderen, das steigert den Appetit.

Snacks zu jeder Tageszeit

Einige der hier angeführten Snacks sollten Sie, je nach Verträglichkeit und Ihren Vorlieben, immer zur Hand haben.

Cracker
Butterkekse
Nüsse
Trockenobst
Käse in jeder Form
Käsegebäck
Quark
Schmelzkäse
Schokolade und Schokoprodukte
Riegel aller Art
Dips aus Rahm oder selbst angemacht, dazu rohe oder gekochte Gemüsestreifen
gekochte Eier
Eis
Joghurt mit Sahne
Milchshakes
Minipizzas
Puddings

Sie können eine solche Liste beliebig ergänzen, und sie kann alles enthalten, was in einer gesunden Ernährung als eher ungünstig bezeichnet wird, da es entweder zu fett oder zu kalorienreich ist. Jetzt aber schmeckt es Ihnen vielleicht und hilft Ihnen noch dabei, Ihr Gewicht zu halten. Die Basis Ihrer Ernährung kann trotzdem noch auf den Richtlinien einer vollwertigen Ernährung beruhen.

Die Ernährung bei Geschmacksstörungen

Durch Chemotherapie oder bei Bestrahlung von Kopf, Hals und Brustbereich kann sich das Geschmacksempfinden verändern. Die Strahlentherapie kann sogar einen völligen Geschmacksverlust verursachen. In der Regel ist der Geschmacksverlust jedoch eine vorübergehende Nebenwirkung. Das Geschmacksempfinden kehrt nach Abschluß der Therapie meist allmählich wieder zurück. Bei Krebspatienten ist häufig die Geschmacksschwelle für »bitter« herabgesetzt und die für »süß« erhöht. Das bedeutet, Bitteres schmeckt bitterer als es in Wirklichkeit ist, und Süßes schmeckt weniger süß. Da eiweißreiche Lebensmittel wie Fleisch und Fisch einen leicht bitteren Geschmack haben – den Gesunde kaum wahrnehmen – entwickeln Krebspatienten häufig eine Abneigung gegen diese Speisen. Manchmal schmecken dann auch Eier und Milchprodukte nicht mehr. Krebskranke haben jedoch einen höheren Eiweißbedarf als Gesunde. Deshalb ist die Aufnahme von eiweißhaltigen Lebensmitteln besonders wichtig.

Strahlentherapie kann zu Geschmacksverlust führen.

Wenn Ihnen Fleisch und Fisch, als Stück oder Scheibe zubereitet, nicht schmecken, könnten Sie zunächst eine andere Art der Zubereitung versuchen. Vielleicht kann ein Gemüseeintopf mit Fleischstückchen eine Alternative sein. Möglicherweise essen Sie aber Geflügel noch sehr gerne, eventuell auch Milch und Milchprodukte als Auf-

Probieren Sie aus, welchen Geschmack Sie noch mögen.

läufe oder in Form von Süßspeisen. Auch eine gezielte Kombination verschiedener pflanzlicher Lebensmittel kann viel Eiweiß liefern und ein vollwertiger Ersatz für tierische Produkte sein. Beispiele dafür finden Sie auf Seite 45 unter dem Stichwort »biologische Wertigkeit«.

Allgemeingültige und sichere Maßnahmen zur Besserung einer Geschmacksstörung gibt es nicht. Die hier aufgeführten Tips sollen eine Hilfe beim individuellen Ausprobieren sein:

Das Essen genießen trotz Geschmacksstörungen

- Bei metallischem Geschmack kann ein Versuch mit Plastikbesteck gemacht werden.
- Zwingen Sie sich nicht, Lebensmittel zu verzehren, die Ihnen nicht schmecken.
- Rotes Fleisch durch weißes ersetzen.
- Bei Aversion gegen Fleisch und Wurst diese durch Fisch, Milchzubereitungen und Milchprodukte (Milchshakes, Breie, Pudding, Eis, Käse), Eier und Tofu ersetzen.
- Marinieren von Fleisch mit leicht süßen Marinaden, Fruchtsäften, Wein, milden Salatdressings oder Sojasauce.
- Vermeiden Sie sehr süße oder bittere Zutaten.
- Vor dem Essen den Mund kurz ausspülen.
- Bittere Getränke (Tonic Water, Bitter Lemon, ungesüßter schwarzer Tee) und Getränke mit Zitronenaroma sowie Bonbons oder Kaugummi stimulieren den Speichelfluß und helfen gegen einen schlechten Geschmack.
- Milde Gewürze wie Oregano, Basilikum oder Rosmarin können hilfreich sein.
- Der Zusatz von Schinken oder Zwiebeln zu Gemüse kann das Aroma verbessern.

Die Ernährung bei Kau- und Schluckbeschwerden sowie Mundtrockenheit

Im Mund sowie im gesamten Magen-Darmtrakt findet sich Schleimhaut, die durch eine Chemo- oder eine Strahlentherapie geschädigt werden kann. Es kann zu Entzündungen mit Schmerzen und trockenem Mund sowie in der Folge zu Schluckstörungen kommen. Mundtrockenheit kann aber auch als Nebenwirkung von Medikamenten wie z.B. manchen Antidepressiva auftreten.

Chemo- und Strahlentherapie können die Schleimhäute schädigen.

Bei der Bestrahlung des Hals-Nasen-Ohrenbereichs treffen die Strahlen eventuell auch die Speicheldrüsen. Die Speichelproduktion wird geringer, der Speichel wird dickflüssiger und der Mund trocken. Bei Bestrahlung mit einer geringen Dosis verschwinden die Beschwerden nach einiger Zeit wieder. Die Mundtrockenheit kann aber auch viele Monate und im ungünstigen Fall lebenslang anhalten. Speichelersatzpräparate zur Linderung der Mundtrockenheit werden nicht mehr empfohlen.

Beachten Sie folgende Regeln

- Achten Sie auf regelmäßige Mundhygiene. Spülen Sie den Mund nach einer Mahlzeit aus, um Speisereste zu entfernen.
- Verwenden Sie eine Zahnbürste mit weichen Borsten.
- Spülen Sie morgens und abends mit Mundwasser (bewährt hat sich Salviathymol N), mit Tee (z.B. Salbeitee) oder mit einer Kochsalzlösung. Falls Sie die Lösung nicht kaufen wollen, hier das Rezept: 250ml Wasser, ein gestrichener Eßlöffel Salz und ein gehäufter Teelöffel Backsoda.
- Achten Sie darauf, daß das Gebiß richtig sitzt und keine Druckstellen erzeugt oder durch zu lockeren Sitz Nahrungsreste darunter kommen.
- Halten Sie den Mund durch häufige kleine Schlucke Wasser feucht.

- Wenn weiße Flecken an der Schleimhaut auftreten, sprechen Sie mit Ihrem Arzt. Es könnte sich um eine Infektion handeln.
- Bei Schluckbeschwerden kann es hilfreich sein, den Kopf beim Schlucken nach hinten und dann wieder nach vorne zu neigen.
- Wenn Sie Sodbrennen haben, legen Sie sich nach dem Essen nicht hin. Besser ist es, ein paar Schritte zu gehen.
- Hilfreich können auch vom Arzt zu verordnende lokale Betäubungsmittel sein, die vor dem Essen auf die Schleimhaut aufgetragen werden. Wenn diese nicht ausreichen, nehmen Sie nach Rücksprache mit Ihrem Arzt ein Schmerzmittel.

Wählen Sie die richtigen Lebensmittel aus

Die Wahl der richtigen Lebensmittel erleichtert die Nahrungsaufnahme bei trockenem Mund und bei Schluckbeschwerden.

Praxistip

Die richtige Nahrungsmittel-Auswahl

- Vermeiden Sie Lebensmittel, die die Schleimhaut reizen, wie Zitrusfrüchte, starke Gewürze oder Gesalzenes. Die folgenden Lebensmittel sind sehr säurehaltig: Ananas, Orangen, Mandarinen, Zitronen, Grapefruits, Johannisbeeren, Himbeeren, Sauerkirschen, Rhabarber, Tomaten, Fruchtsäfte und Früchtetees.
- Trinken Sie nicht zu heiß oder zu kalt.
- Getränke mit dem Strohhalm trinken (wenn möglich).
- Halten Sie die Lippen feucht.
- Versuchen Sie süße Limonaden oder mit Zitrone aromatisierte Lebensmittel, um den Speichelfluß anzu-

regen (nicht bei Schleimhautentzündungen oder »saurem« Geschmack).

- Vermeiden Sie kohlensäurehaltige Getränke. Besser sind stille Wässer, auch Leitungswasser oder Tee je nach Ihrem Geschmack (evtl. mit Zitrone aromatisiert).
- Öfters Kaugummi kauen zur Anregung des Speichelflusses.
- Keine trockenen, krümeligen oder bröselnden Lebensmittel essen (Salzstangen, trockene Flakes, Rohkost, Toast, Cracker, Zwieback etc.).
- Weiche, dickflüssige oder auch pürierte Kost bevorzugen: gekochtes Fleisch oder Fisch, Eier mit Sauce, Nudeln, passiertes Obst und Gemüse, evtl. industrielle gefertigte Babynahrung (sogenannte Gläschenkost). Letztere ist meist säure- und salzarm sowie passiert.
- Lebensmittel mit Butter, Sahne, Cremes, Mayonnaisen oder Öl anreichern, um sie besser »schluckbar« zu machen.
- Häufige Mahlzeiten, kleine Bissen und langes Kauen (wenn dadurch der Speichelfluß verbessert wird).
- Vermeiden Sie Lebensmittel, die »am Gaumen kleben« sowie mit Dickungsmitteln und Gelatine hergestellte Speisen. Sie können auch einen Versuch mit Flüssigkost machen (siehe S. 145).
- Bei verstärkter Schleimbildung und Verschleimung ist Frischmilch nicht geeignet, da sie die Schleimbildung fördert; besser geeignet sind dagegen Sauermilch, Sauermilchprodukte, Kefir und Sojadrinks.

Die Ernährung bei Entzündungen der Speiseröhre und bei Sodbrennen

Eine Chemotherapie sowie eine Bestrahlung der Speiseröhre führen zu Entzündungen der gesamten Schleimhaut. Auch der Rückfluß von Magensäure kann die Speiseröhre schädigen. Man spricht dann von einer Reflux-Ösophagitis. Diese kann auch nach Magenoperationen auftreten. Der Rückfluß kann durch den Genuß von Kaffee – er regt die Magensäureproduktion an – sowie unter bestimmten Bedingungen auch durch den Verzehr von Schokolade verstärkt werden. Bei Beschwerden sollten Sie ausprobieren, ob ein Verzicht diese lindert. Auch Rauchen und das Trinken alkoholischer Getränke kann die Beschwerden begünstigen.

Kaffee und Schokolade können Beschwerden verstärken.

Beachten Sie folgende Tips

- Nehmen Sie viele kleine Mahlzeiten zu sich.
- Kauen Sie gut!
- Meiden Sie harte und bröselige Speisen.
- Bevorzugen Sie weiche oder flüssige Kost (siehe S. 145).
- Bei starken Beschwerden kann eine Formula-Diät sinnvoll sein (siehe S. 156).

Bei Entzündungen der Speiseröhre sollten Sie genauso wie bei einer entzündeten Mundschleimhaut auf säurehaltige Lebensmittel (siehe S. 99) sowie auf scharfe und salzige Speisen verzichten. Wenn die Speiseröhre durch einen Tumor oder nach einer Operation Verengungen aufweist, kann auf pürierte oder flüssige Speisen umgestellt werden. Bei unzureichender Energiezufuhr ist die Verwendung von Formuladiäten (siehe S. 156) sehr hilfreich.

Durch den Rückfluß von Verdauungssäften in die Speiseröhre können ein brennendes Empfinden sowie ein Druck- oder Schmerzgefühl hinter dem Brustbein ausgelöst werden. Je nach Sitz des Tumors und Art der Operation kann

Der Rückfluß von Verdauungssäften kann zu Sodbrennen führen.

Sodbrennen verschiedene Ursachen haben. Der häufigste Grund ist ein Rückfluß von Magensaft in die Speiseröhre oder ein Stau von Magensaft oder Speisebrei im Restmagen nach Magenteilentfernung. Dies tritt vor allem bei Patienten auf, denen nur der obere Magenabschnitt entfernt wurde. Da die Produktion der Magensäure im noch verbliebenen Magenabschnitt erfolgt, ist reichlich Säure vorhanden. Wenn bei der Operation der Schließmuskel zwischen Speiseröhre und Magen wegoperiert wurde, kann die Magensäure ungehindert in die Speiseröhre fließen. Die sehr scharfe Magensäure (Salzsäure) schädigt die Schleimhaut der Speiseröhre. Dies führt zu Entzündungen und in der Folge zu Vernarbungen und Verengungen der Speiseröhre. Wurde der gesamte Magen entfernt, dann können Dünndarmsäfte oder Galle in die Speiseröhre zurückfließen und die gleichen Beschwerden verursachen. Die Darmsäfte sind allerdings nicht säurehaltig, sondern alkalisch.

Der Säurerückfluß kann die Speiseröhre auf Dauer schädigen.

Bei Beschwerden durch Sodbrennen beachten Sie folgende Hinweise

- Nehmen Sie mehrere kleine Mahlzeiten (5–7) über den Tag verteilt zu sich.
- Lassen Sie sich beim Essen Zeit, kauen Sie gut.
- Achten Sie auf Ihre individuellen Unverträglichkeiten.
- Verzichten Sie auf Bohnenkaffee, Schokolade und Alkohol, wenn Sie diese nicht vertragen.
- Mandeln oder Nüsse können die Beschwerden vermindern.
- Essen Sie nicht kurz vor dem Schlafengehen.
- Legen Sie sich nach dem Essen nicht flach hin.

Gegen Sodbrennen gibt es Medikamente.

Der Arzt kann Medikamente, die die Säure neutralisieren oder Säureblocker, die die Magensäurebildung verhindern, oder schleimhautschützende Medikamente verordnen. Unterstützend hilft, kleine Portionen zu essen. Kauen Sie gut, dann rutscht der Speisebrei schnell weiter.

Weichen Sie bei starken Beschwerden auf pürierte oder flüssige Kost aus. Außerdem sollten Sie auf »Säurelocker« verzichten. Dazu zählen beispielsweise Bohnenkaffee und oft auch Süßigkeiten. Beides regt den Magen zur Herstellung von Magensäure an. Wenn Sie liegen, stellen Sie das Kopfende des Bettes hoch oder benutzen Sie zwei Kopfkissen, damit Sie mit erhöhtem Oberkörper liegen können. Magensäure und Speisebrei können dann nicht so leicht zurückfließen.

> Verzichten Sie auf »Säurelocker« wie Kaffee oder Süßigkeiten.

Die Ernährung bei Übelkeit und Erbrechen

Übelkeit und Erbrechen sind gefürchtete Nebenwirkungen der Chemotherapie. Die dabei eingesetzten Medikamente können das zentrale Brechzentrum im Gehirn reizen und die Beschwerden auslösen. Viele Krebskranke fürchten Übelkeit und Erbrechen bei der Chemotherapie so sehr, daß schon allein die Angst vor der Übelkeit Übelkeit auslöst. Jedoch auch eine Bestrahlung der Speiseröhre oder des Magen-Darmtraktes kann diese Nebenwirkungen haben.

> Schon die Angst vor Übelkeit kann Übelkeit auslösen.

Meist ist es nicht sinnvoll, bei starkem Erbrechen die Lieblingsspeisen auf den Tisch zu bringen. Wenn es Ihnen sehr schlecht geht, haben Sie darauf auch keinen Appetit. Geht es Ihnen wieder besser, bringen Sie möglicherweise das Erbrechen mit Ihrer Lieblingsspeise in Verbindung und lehnen diese fortan ab. Wenn es möglich ist, sollten Sie nicht selbst kochen. Häufig verursachen Essengerüche schon Übelkeit, und Sie können anschließend nichts mehr essen. Die Mahlzeit sollte möglichst lauwarm auf den Tisch kommen, dann ist der Essengeruch weniger intensiv als bei heißen, frisch gekochten Speisen. Hilfreich ist es auch, wenn der Raum, in dem Sie essen, stets gut gelüftet ist.

Tritt die Übelkeit zu Beginn des jeweiligen Chemotherapiezyklus auf, so hilft manchmal eine reine flüssige Kost 12 Stunden vor der nächsten Verabreichung der Medikamente. Mehr dazu lesen Sie ab Seite 145.

Wirksame Hilfe bei Übelkeit und Erbrechen

- Essen Sie in vielen kleinen Portionen.
- Essen und trinken Sie langsam.
- Essen Sie eine leichte Kost, und vermeiden Sie fette, stark gewürzte, besonders süße, blähende, heiße oder stark riechende Speisen.
- Versuchen Sie stärkehaltige Nahrungsmittel wie Toast, Cracker, Brezeln, Salzstangen oder Haferflocken.
- Verzichten Sie auf Ihre Lieblingsspeisen, um eine erlernte Aversion gegen diese Speisen zu vermeiden.
- Möglichst wenig zum Essen trinken. Zuviel Flüssigkeit erzeugt Völlegefühl und Übelkeit.
- Über den Tag verteilt sollten Getränke in kleinen Schlucken (evtl. mit einem Strohhalm) getrunken werden.
- Kühle und kalte Getränke werden besser vertragen. Günstig sind das Lutschen von Wassereiswürfeln oder kühles Cola in kleinen Schlucken.
- Bei morgendlicher Übelkeit versuchen Sie noch im Bett einige Cracker oder trockene Kekse zu verzehren.
- Entspannen Sie sich nach dem Essen. Bleiben Sie noch eine Weile in aufrechter Haltung sitzen oder bewegen Sie sich.
- Legen Sie sich nach dem Essen *nicht* flach hin, auch wenn Ihnen vielleicht danach zumute ist.
- Tragen Sie lockere Kleidung, die Sie am Bauch nicht einengt.
- Essen Sie nicht kurz vor der Therapie.
- Führen Sie Tagebuch, um eventuell auslösende Faktoren der Übelkeit (spezielle Lebensmittel, Umgebung, Ereignisse) festzustellen und vermeiden zu können.

- Vermeiden Sie Essen in stickigen Räumen oder solchen mit starken Gerüchen (Nähe zur Küche).
- Kochen Sie nach Möglichkeit nicht selbst.
- Richten Sie die Speisen appetitlich an und sorgen Sie für einen schön gedeckten Tisch.

Übelkeit und Brechreiz sind etwas sehr Quälendes. Wenn Ihnen die Tips nicht helfen und Sie einfach nicht essen können, dann zwingen Sie sich nicht dazu. Einige Tage Nahrungs-, nicht jedoch Flüssigkeitsverzicht, hält unser Körper gut aus.

Gegen Übelkeit und Erbrechen gibt es zudem sehr wirksame Medikamente, die Ihnen Ihr Arzt verordnen kann.

Wenn sich der Brechreiz gelegt hat und Sie wieder zu essen beginnen, versuchen Sie es zunächst mit einer klar flüssigen Kost (siehe S. 145) in kleinen Mengen:

- 1 Teelöffel alle 10 Minuten steigern auf
- 1 Suppenlöffel alle 20 Minuten steigern auf
- 2 Suppenlöffel alle 30 Minuten

Sobald Sie die Flüssigkost vertragen, versuchen Sie es mit breiiger Kost (siehe S. 146) und gehen dann auf eine leichte Vollkost (siehe S. 90) über.

Die Ernährung bei Darmbeschwerden

Durchfall

Chemotherapie und Bestrahlung führen häufig zu Durchfall.

Patienten mit Tumoren im Magen-Darmtrakt leiden häufig unter Durchfall. Meist ist Durchfall jedoch eine Folge der Therapie. Als Durchfall bezeichnet man mehrfach täglich (über 3mal) auftretenden dünnen oder wäßrigen Stuhlgang. Wird er durch die Therapie verursacht, kann er bis zu 3 Wochen danach noch anhalten. Eine Chemotherapie und auch Bestrahlungen des Bauchraums sind häufig Ursache für Magen-Darmbeschwerden. Bis zu 30 % der bestrahlten Patienten leiden unter einer sogenannten Strahlenenteritis, einer durch die Bestrahlung verursachten Entzündung der Darmschleimhaut. Durchfälle und krampfartige Bauchschmerzen sind die Folge. Eine Chemotherapie schädigt, ganz gleich welche Krebsart behandelt wird, die Schleimhäute des ganzen Körpers. Der Darm bleibt davon nicht verschont.

Nur bei einer gesunden Schleimhaut kann der Darm die Nährstoffe optimal aufnehmen.

Eine gesunde Darmschleimhaut mit einer gesunden Darmflora ist jedoch die Voraussetzung für die Aufnahme der Nährstoffe und für eine gut funktionierende und beschwerdefreie Verdauung. Im Dünndarm werden die Nährstoffe (Eiweiß, Kohlenhydrate, Fett, Vitamine und Mineralstoffe) aufgenommen. Ist die Darmschleimhaut geschädigt, werden die Nährstoffe nur unvollständig verdaut und resorbiert. Die Ärzte sprechen von Maldigestion und Malabsorption.

Die Ursachen des Durchfalls

Durchfall kann sehr viele Ursachen haben. Die Folgen einer Chemotherapie sowie von Bestrahlungen im Bauchbereich wurden gerade erwähnt. Nach Magenoperationen kann eine Milchzuckerunverträglichkeit die Ursache sein (siehe S. 128). Wenn die Fettverdauung gestört ist, kann auch das zu Durchfällen führen. Der Stuhl ist dann oft grau verfärbt und riecht übel. Man spricht von Fettstuhl

(Steatorrhoe). Dazu kommt es, wenn der Körper zuwenig Enzyme für die Fettverdauung herstellt. Das ist besonders bei Erkrankungen der Bauchspeicheldrüse der Fall, kann aber auch nach einer Magenoperation vorkommen. Auch Nahrungsmittelunverträglichkeiten und Infektionen können die Ursache für Durchfall sein. Weiterhin kann die Einnahme von höheren Dosen an Magnesium zu Durchfall führen. Magnesium wirkt abführend, ebenso eine hohe Sulfataufnahme (Vorsicht bei sulfathaltigen Mineralwässern mit mehr als 250 mg Sulfat pro Liter).

Damit die Verdauung wieder in geregelte Bahnen kommt, müssen zunächst die Ursachen abgeklärt werden. Eine ärztliche Untersuchung kann Klarheit bringen. Sie können die Ursachenforschung erleichtern, indem Sie sich genau beobachten und vielleicht einige Notizen machen. Notieren Sie, wann Durchfall auftritt und was Sie zuvor gegessen und getrunken haben.

Um Durchfall behandeln zu können, müssen die Ursachen bekannt sein.

Durchfall läßt sich durch entsprechende Ernährungsmaßnahmen meist gut behandeln. Hierzu einige Hinweise:

Durchfall durch gezielte Maßnahmen lindern

- Planen Sie häufig kleine Mahlzeiten (5–6 pro Tag).
- Steigern Sie die Flüssigkeitszufuhr auf 2,5 bis 3 Liter täglich. Trinken Sie Mineralwasser ohne Kohlensäure, Schwarztee, der über 4 Minuten gezogen hat. Falls Sie Schwarztee nicht mögen, trinken Sie schwach gesüßte andere Tees (z.B. Fencheltee) oder klare Brühe. Günstig sind Sportlergetränke, die reich an Elektrolyten sind, da mit der Flüssigkeit auch Mineralstoffe, vor allem Kalium, verlorengehen.
- Vermeiden Sie coffeinhaltige Getränke, kalte Getränke, Säfte (außer Heidelbeersaft, der stopft), kohlensäurehaltige Getränke, Alkohol und Frischmilch.
- Essen Sie ballaststoffarme Kost wie Hafer- und Reisschleim, Weißmehlprodukte, gekochten weißen Reis,

Sauermilcherzeugnisse wie Joghurt, Dickmilch, Kefir, Käse, gekochtes Huhn oder Kartoffelbrei, mageres Fleisch oder Fisch.

Maßnahmen, die bei
Durchfall helfen.

- Bevorzugen Sie kaliumreiche Lebensmittel, wie Kartoffeln, gekochtes zartes Gemüse (z.B. Karotten), Bananen, geriebenen Apfel, Aprikosen.
- Fügen Sie Muskatnuß (wo es geht) zum Essen, das reduziert die Geschwindigkeit, mit der das Essen durch den Darm transportiert wird.
- Vermeiden Sie Vollkornprodukte, Popcorn, Nüsse, rohes oder nur kurz gekochtes Gemüse, rohes Obst, fette, sehr scharfe oder blähende Nahrungsmittel (Kohl, Bohnen).
- Wenn Sie Milch (wegen des darin enthaltenen Milchzuckers) nicht vertragen, weichen Sie auf Sojaprodukte aus. Sie können auch versuchen, laktosefreie Milch zu bekommen (gibt es z.B. in der Schweiz). Richtlinien für eine milchzuckerreduzierte Kost siehe S. 150.
- Rauchen Sie nicht. Auch Alkohol, besonders Bier und Weißwein, wirken abführend.

Bezüglich einer Medikamenteneinnahme zur Behandlung des Durchfalls sollten Sie Ihren Arzt fragen.

Blähungen

»Meiden Sie blähende und schwer verdauliche Speisen.« Diesen Ratschlag werden Sie schon häufig gehört haben. Aber welche Speisen sind schwer verdaulich? Und welche Lebensmittel verursachen Blähungen? Leider gibt es dafür keine feststehenden Regeln, die für jeden gleichermaßen gelten. Es gibt aber Anhaltspunkte dafür, welche Speisen »schwer im Magen liegen« und welche »relativ leicht verdaut« werden.

Fette Speisen wie Ölsardinen, Eisbein, Zubereitungen mit Mayonnaise, Sahne u.ä. oder Fritiertes sind schwerverdaulich, weil diese Lebensmittel viele Stunden im Magen liegen. Die Verdauungsenzyme müssen in diesen Fällen nämlich Schwerstarbeit leisten.

Mageres Fleisch und Fisch, Kartoffeln, Nudeln, Reis, fettarm zubereitet (Kochen, Dämpfen, Dünsten), sowie Obst sind dagegen leicht verdaulich und haben bereits nach wenigen Stunden den Magen verlassen.

Für viele schwer verdaulich sind auch Hülsenfrüchte, Kohl, Zwiebeln und Knoblauch, weil sie häufig Blähungen verursachen. Das liegt daran, daß der menschliche Körper die in diesen Lebensmitteln enthaltenen Ballaststoffe nicht richtig verdauen kann. Die Verdauungsenzyme fehlen, die diese Stoffe aufspalten könnten. Diese Aufgabe übernehmen Bakterien im Dickdarm, denen diese Stoffe als Nahrung dienen. Zur Energiegewinnung werden sie von den Bakterien vergärt – ähnlich der Gärung bei der Alkoholherstellung. Die dabei entstehenden Gase füllen dann den Darm und wir haben Blähungen.

Frisches Brot ist meist nicht gut verträglich. Verzehren Sie Brot möglichst erst nach einem oder zwei Tagen Lagerung. Vollkornbrot ist aufgrund des hohen Ballaststoffgehaltes zwar empfehlenswerter als Weißbrot, es verursacht jedoch häufiger Blähungen. Achten Sie beim Kauf von Vollkornbrot darauf, daß das Getreide fein vermahlen ist (z.B. Grahambrot, Mischbrote). Brote mit ganzen Körnern oder grobem Schrot bringen Ihren Darm unnötig in Aufruhr.

Bei Krebskranken kann es auch bei Aufnahme sonst meist leichtverdaulicher Kost zu Blähungen kommen. Ursache dafür kann eine durch Chemotherapie oder Bestrahlung, aber auch eine Infektion geschädigte Darmschleimhaut sein. Auch psychische Belastungen können den Darm beeinflussen und Blähungen fördern. Nach einem längeren Nahrungsverzicht, z.B. nach einer Operation, muß sich der Darm ebenfalls erst wieder langsam an seine Verdau-

Nach dem Genuß sehr fetter Speisen muß der Verdauungstrakt Schwerarbeit leisten.

Bei Blähungen sollten Sie frisches und grobgeschrotetes Brot meiden.

ungsarbeit gewöhnen. Mit einem langsamen Kostaufbau können Blähungen zwar nicht verhindert, aber doch deutlich reduziert werden. Schließlich kann auch der Konsum von Abführmitteln, wie z.B. Milchzucker, zur Gasbildung führen. Weitere mögliche Ursachen können aber auch unzureichendes Kauen, schnelles Essen oder Luftschlucken beim Essen, z.B. durch zu vieles Reden, sein. Da die Verdauung bereits im Mund beginnt, ist gutes Kauen und Einspeicheln wichtig. Der Speichel enthält das Verdauungsenzym Amylase, welches Stärke aufspalten kann. Je länger gekaut wird, um so mehr Enzym kann auf die Nahrung einwirken, und um so mehr Arbeit wird dem Darm abgenommen.

Durch gutes Kauen können Blähungen reduziert werden.

Bei Kaubeschwerden, zum Beispiel nach einer Operation im Mund- oder Kieferbereich, wird man Ihnen zunächst flüssige oder pürierte Speisen empfehlen. Aber auch hier gilt: langsam und ruhig essen und das Lebensmittelangebot in Abhängigkeit von der Verträglichkeit erweitern.

Wenn Sie unter Blähungen leiden, dann berücksichtigen Sie folgende Tips:

- Nehmen Sie sich Zeit zum Essen.
- Kauen Sie gut, und trinken Sie nicht zum Essen.
- Verzehren Sie nur kleine Portionen rohes Obst oder rohes Gemüse (Verträglichkeit prüfen!).
- Naturjoghurt (nicht wärmebehandeltes, da keine günstigen Keime mehr vorhanden) kann die Darmflora verbessern und so Blähungen verringern. Bei bestehender Milchzuckerunverträglichkeit zunächst die Verträglichkeiten prüfen (meist wird ein Joghurt vertragen).
- Meiden Sie grobes Vollkornbrot, Frischkornmüsli und blähendes Gemüse.
- Kümmel- oder Fencheltee wirken entblähend.

Verstopfung

Einige Chemotherapeutika, aber vor allem Schmerzmittel (Morphine) können zu Verstopfung führen. Auch Mangel an Flüssigkeit in Ihrer Ernährung, sehr geringe Nahrungszufuhr und Bettlägrigkeit fördern die Verstopfung ebenso wie eine ballaststoffarme Kost, die vielleicht sogar aus medizinischen Gründen eingehalten werden muß.

Mindestens eineinhalb bis zwei Liter Flüssigkeit sollten täglich getrunken werden. Geeignet sind Mineralwasser mit wenig Kohlensäure, Säfte (am besten mit Wasser gemischt) sowie Kräuter- und Früchtetees. Schwarztee wirkt stopfend und ist daher nicht zu empfehlen, während Kaffee eher die Verdauung anregt. Manche Menschen verursachen ihre Verstopfung dadurch, daß sie häufig dem normalen Stuhldrang nicht nachgeben, weil sie keine Zeit haben, gerade unterwegs sind, oder es sonst nicht paßt. Der Stuhldrang vergeht dann, aber im Dickdarm wird dem Stuhl immer mehr Wasser entzogen, so daß er trockener und fester wird. Der nächste Toilettenbesuch wird schon schwieriger. Häufen sich die »verpaßten Gelegenheiten«, dann kann die Verstopfung chronisch werden.

Eine ausreichende Flüssigkeitsaufnahme kann Verstopfung vorbeugen.

Wenn Sie bei Appetitmangel oder aus anderen Gründen weniger essen, wird natürlich auch die Stuhlmenge geringer, und Sie müssen Ihren Darm nicht so häufig entleeren. Nur alle zwei Tage Stuhlgang zu haben, ist genauso normal wie zweimal täglich. Da auch eine durch einen Tumor bedingte Darmverengung oder Verwachsungen die Stuhlpassage behindern können, sollte bei hartnäckiger, länger anhaltender Verstopfung unbedingt ein Arzt aufgesucht werden.

Bei hartnäckiger Verstopfung sollte die Ursache mit dem Arzt abgeklärt werden.

Allgemeine Regeln gegen Verstopfung

- Trinken Sie regelmäßig und ausreichend.
- Trinken Sie ein heißes Getränk 1/2 Stunde bevor Sie üblicherweise zur Toilette gehen.

Allgemeine Hinweise gegen Verstopfung.

- Essen Sie je nach Verträglichkeit ballaststoffreiche Kost. Beginnen Sie mit ballaststoffreichen Lebensmitteln, die Sie gewohnt sind, und steigern Sie die Zufuhr allmählich, um die Anfangsprobleme einer Umstellung auf ballaststoffreiche Kost wie Bauchschmerzen, Blähungen und Völlegefühl zu vermeiden.
- Bewegen Sie sich regelmäßig.
- Nehmen Sie Abführmittel nur nach Rücksprache mit Ihrem Arzt.
- Überlegen Sie, ob sich in Ihrem Verhalten Gründe für die Verstopfung finden:
  - Trinken Sie täglich mindestens 2 Liter?
  - Enthält Ihre Kost täglich ballaststoffreiche Lebensmittel wie Vollkornprodukte, Gemüse und Obst?
  - Haben Sie ausreichend Bewegung?
  - Verschieben Sie manchmal den Gang zur Toilette?
- Sehr wirksam kann auch eine Bauchmassage sein, die Sie selbst durchführen können. Vielleicht lassen Sie sich eine solche Massage während Ihres nächsten Krankenhausaufenthaltes von einer Fachkraft zeigen.

Praxistip

Praktische Ernährungs-Tips gegen Verstopfung

- Günstige ballaststoffreiche Lebensmittel sind: Weizen-, Roggen- und Hafervollkornmehl, Vollkornreis, Hirse, Mais. Gemüse: Bohnen, Brokkoli, Erbsen, Fenchel, Karotten, Linsen, Wirsing, Grünkohl, Zuckerschoten, Rosenkohl, Lauch, Sellerie. Sprossen (z.B. Sojasprossen; sie können Gerichten beigegeben werden). Kartoffeln sind ballaststoffreich, leicht verdaulich und vielseitig zuzubereiten. Obst: Beerenfrüchte (Erdbeeren, Himbeeren, Brombeeren, Johannisbeeren), Birnen und (eingeweichtes) Trockenobst (Pflaumen, Feigen), Nüsse, Kerne und Samen.

- Wenn Sie rohes Gemüse und Obst nicht vertragen, essen Sie nur kleine Portionen oder dünsten Sie sie schonend.
- Unterstützend wirken außerdem sogenannte Genuß-säuren in Sauermilchprodukten, milchsaurem Gemüse und milchsauren Gemüsesäften.
- Geeignete Getränke sind: Kaffee, Mineralwasser mit Kohlensäure und reichlich Sulfat (sogenannte »stille« Wässer haben meist noch genügend Kohlensäure; sulfatreiche Mineralwässer wirken abführend; bei Kohlensäure und Sulfat aber die individuelle Verträglichkeit beachten), Traubensaft und -most, Apfelsaft und -most, Säfte aus Kern- und Steinobst sowie Zitrusfrüchten; im übrigen wirkt auch Wein (Weißwein) abführend.
- Milchzucker (Laktose) ist ein natürliches Abführmittel, das auch als »Medikament« erhältlich ist; bezüglich des Milchzuckergehaltes von Lebensmitteln siehe das Kapitel »Milchzuckerreduzierte Kost« ab Seite 156.
- »Isolierte« Ballaststoffe wie Weizenkleie, Leinsamen oder Ballaststoffwürfel sind zur Unterstützung der Verdauung nur bedingt zu empfehlen. Bei Einnahme dieser Ballaststoffe müssen Sie unbedingt reichlich trinken. Faustregel: pro Löffel 2 Gläser Wasser. Wenn Sie zuwenig trinken, besteht die Gefahr des Gegenteils, nämlich von Verstopfung, im schlimmsten Fall sogar eines Darmverschlusses.

Die Ernährung bei erhöhter Infekt-gefährdung und Immunsuppression

Chemotherapie kann Patienten infektanfälliger machen.

Um unerwünschte Keime (Bakterien, Pilze, Viren) abzuwehren, benötigen wir die weißen Blutkörperchen, die Leukozyten, insbesondere die sogenannten Granulozyten. Kommt es unter einer Chemotherapie zu einer Verminderung der weißen Blutkörperchen, besteht eine erhöhte Infektionsgefahr. Um das Infektionsrisiko möglichst niedrigzuhalten, werden daher im Krankenhaus besondere Schutzmaßnahmen angeordnet, zu denen auch Ernährungsmaßnahmen gehören. Sie erhalten eine sogenannte »keimreduzierte Kost«, d.h. Sie müssen auf frisches Obst, Gemüse und Salat verzichten, ebenso auf rohe und halbgare Lebensmittel sowie Rohmilchprodukte und Schimmelkäse, da eventuell vorhandene Keime erst durch Erhitzen abgetötet werden.

Lebensmittel, die Sie kurzfristig meiden müssen

Bei erhöhter Infektionsgefahr müssen rohe und halbgare Lebensmittel gemieden werden.

Grundlage dieser Verordnung ist der Umstand, daß von einigen Lebensmitteln ein erhöhtes Infektionsrisiko ausgeht, auch für Gesunde. So ist z.B. Rohmilch oft stark keimbelastet, Rohmilchkäse kann als gesundheitsbedenklichen Keim sogenannte Listerien enthalten. Bei erhöhter Infektionsgefährdung ist es daher günstiger, auf Käsesorten, die aus pasteurisierter Milch hergestellt wurden, zurückzugreifen. In den Ländern der EU muß auf dem Etikett oder auf dem Preisschild vermerkt sein, wenn ein Käse aus Rohmilch hergestellt worden ist. Rohes Fleisch, wie Tatar, Mett oder Carpaccio, können ebenfalls Krankheitserreger enthalten, Geflügel und Eier können mit Salmonellen verunreinigt sein. Es spielt dabei z.B. keine Rolle, ob die Eier vom Freiland oder aus Massentierhaltung kommen. Auch roher Fisch (z.B. Sushi), Schalen- und Krustentiere können aus verschmutzten Gewässern stammen und mit Keimen verunreinigt sein. Unerhitztes Getreide, Keimlinge und Sprossen sowie Nüsse sind oft mit Pilzen belastet. Sojasoßen können mit Aspergillus, einer Schimmelpilzart, geimpft sein. Waldbeeren können Überträger des Fuchsbandwurmes sein, während Beeren aus dem Gartenanbau unbedenklich sind. Grundsätzlich sollten faule, schimmlige, übelriechende sowie farbveränderte Lebensmittel weggeworfen werden. Beachten Sie bitte auch die Hinweise zur Lebensmittelhygiene auf Seite 120.

Essen Sie nur einwandfreie Lebensmittel, und achten Sie auf besondere Hygiene.

Sind die weißen Blutkörperchen wieder auf eine Zahl von über 1000 pro Mikroliter (µl) angestiegen und insbesondere ausreichend Granulozyten vorhanden, können Sie sich je nach Verträglichkeit wieder Ihren Bedürfnissen entsprechend ernähren.

Die Ernährung nach einer Knochenmarktransplantation

Wenn Sie von einem Familienmitglied oder auch von einem fremden Menschen Knochenmark (familiäre oder fremdallogene Knochenmarktransplantation = KMT) oder Blutstammzellen (Periphere Blutstammzelltransplantation = PBSCT) erhalten haben, bekommen Sie Medikamente, die Ihr eigenes Immunsystem unterdrücken, damit Ihr Körper das fremde Knochenmark bzw. die fremden Zellen akzeptiert. Meist werden Sie während der ersten Zeit nach der Transplantation hauptsächlich künstlich über Infusionen ernährt, können jedoch nach individueller Möglichkeit und Verträglichkeit auch Tee und Zwieback oder verschiedene Suppen essen.

Bei Knochenmarktransplantation wird das Immunsystem unterdrückt.

Auch hier ist die Kost zunächst keimreduziert. Weiterhin müssen infolge des meist längeren Nahrungsverzichts das Nahrungsmittel und das Speiseangebot langsam aufgebaut werden. Aufgrund der abführenden Wirkung des Milchzuckers wird die Zufuhr von Milch und Milchprodukten langsam gesteigert und zunächst auch begrenzt. Da Grapefruitsaft die Aufnahme von Immunsuppressiva erhöht, ist dieser zur Einnahme ungeeignet.

Die Dauer der speziellen Ernährung nach Knochenmarktransplantation richtet sich nach Höhe und Dauer der Einnahme der Immunsuppressiva und wird von Ihrem Arzt festgelegt. Auch werden die Bestimmungen je nach den Zentren, indem Sie transplantiert worden sind, unterschiedlich streng gehandhabt werden. Spezielle Anleitungen erhalten Sie auch hierüber von Ihrem Arzt.

Die Dauer der speziellen Ernährung legt Ihr Arzt fest.

Nachfolgend sind die Prinzipien sowie eine Liste geeigneter und ungeeigneter Lebensmittel zur Ernährung und dem Kostaufbau zusammengestellt, außerdem Regeln zur Lebensmittelhygiene. Die Erweiterung des Lebensmittelangebotes sollte nur nach Absprache mit Ihrem Arzt erfolgen.

Nach einer Knochenmarktransplantation sollten Sie sich an folgenden Ernährungsregeln orientieren:

- Leichte Kost, d.h. keine blähenden Lebensmittel und schwer verdaulichen Speisen.
- Lebensmittel auf mehrere kleine Mahlzeiten verteilen.
- Lactose (Milchzucker) nach Anweisung Ihres Arztes einschränken, d.h. Milch und Sauermilchprodukte nur in begrenzten Mengen essen.
- Alle Lebensmittel frisch zubereiten, nichts vom Tag vorher aufwärmen.
- Lebensmittel beim Einkauf verpacken lassen.
- Säfte und Lebensmittel aus frisch geöffneten Flaschen, Gläsern und Dosen möglichst schnell verbrauchen (am Tag des Öffnens).
- Trinken Sie keinen Grapefruitsaft.
- Im Restaurant, Café oder bei Einladungen nur gekochte Speisen essen. Offene Imbißbuden und Feste im Freien sollten Sie meiden.

● **Tab. 9: Geeignete und ungeeignete Lebensmittel nach Knochenmarktransplantation**

Geeignete Lebensmittel	Ungeeignete Lebensmittel (nach Absprache mit dem Arzt erlaubt)
Milch und Milchprodukte (zunächst in normalen Mengen) ca. 1/4 l Milch oder gesäuerte Milchprodukte + milde Käsesorten bis 45 % Fett i. Tr., z.B. Schnitt-, Schmelz- und Frischkäse	Rohmilch, Sahne, Rahm, Käse mit Schimmel (weiß, grün, blau) oder Rotschmiere; Käse aus Rohmilch, Schafs- und Ziegenkäse, fetthaltige Käsesorten über 45 % Fett i. Tr.
Fleisch (ca. 125 g – gut durchgegart) vom Kalb, mageres Rindfleisch, mageres Schweinefleisch (Filet, Schnitzel), Hammelfilet, Ziegenfleisch, Kaninchen, Wild und Wildgeflügel – alle Sorten Geflügel – Brathuhn, Hähnchen, Pute, Taube	rohes und halbrohes (medium, englisch, Tartar, Carpaccio), fettes, geräuchertes oder scharf angebratenes Fleisch Wild – mit Speck gespickt, Gans, Ente, fette Geflügelhaut
Fleischwaren Brühwurstsorten, gekochter Schinken, Corned beef, Geflügelwurst, kalter Braten, fettarme Suppen und Soßen	Rohwürste aller Art (z.B. Salami, Tee-, Mettwurst, Landjäger, Katenwurst, Cervelat); roher Schinken, Lachsschinken, Bündner Fleisch; fette und geräucherte Wurstwaren
Fisch und Fischwaren – gut durchgegart frische oder tiefgekühlte Süß- und Salzwasserfische, naturell eingelegte Fischwaren	roher Fisch (Sushi, Matjes, Carpaccio), fette Sorten wie Aal, Hering, Lachs; Schalen- und Krustentiere (z.B. Austern), Fische oder Fischwaren, die mit viel Fett zubereitet sind
Eier Eierspeisen, die gut gegart sind	rohe Eier (auch in Cremes, Suppen und in Saucen); süße und pikante Eierspeisen mit viel Fett zubereitet; selbstgemachte Mayonnaise
Speisefette kleine Mengen an Koch- und Streichfett	reichliche Mengen an Koch- und Streichfett, Schweineschmalz
Brot alle Brotsorten, feine Vollkornbrote	frisches Brot, ungenügend ausgebackene Brotsorten, grobe Vollkornbrote

Fortsetzung Tab. 9

Geeignete Lebensmittel	Ungeeignete Lebensmittel (nach Absprache mit dem Arzt erlaubt)
Backwaren Biskuit, einfacher Rühr- oder Hefekuchen, Kuchen aus Quark-Öl-Teig ohne Creme; Obstkuchen ohne rohes Obst und ohne Sahne; einfache Kekse	frischer Hefekuchen, fette Backwaren wie z.B.: Sahne-, Cremetorten und -kuchen, Fettgebackenes, Blätter- und Brandteig
Nährmittel Reis, Nudeln, Grieß, Mehle, Stärke, Getreideflocken, Corn flakes	rohes Getreide (Frischkorn-Gerichte)
Kartoffeln zubereitet mit keinem oder sehr wenig Fett wie: Dampf-, oder Pellkartoffeln, Kartoffelschnee, Kartoffelbrei, gekochte Klöße	alle gebratenen oder in Fett schwimmend ausgebackenen Kartoffelgerichte wie z.B.: Kartoffelpuffer, Pommes frites, Bratkartoffeln, Kroketten, Kartoffelsalat mit Mayonnaise oder Speck
Gemüse alle Sorten, die nicht auf der rechten Seite aufgeführt sind. Leichtverträgliche Sorten, wie z.B.: Karotten, Fenchel, Blumenkohl, junge Kohlrabi, sehr feine grüne Erbsen und Bohnen, Tomaten, Zucchini, Auberginen, Brokkoli, Spargel, Spinat, Rote Bete, gekochte Salate	alle schwerverdaulichen und blähenden Sorten wie: Grün-, Rot-, Weiß- und Rosenkohl, Sauerkraut, Wirsing, Zwiebeln, Lauch, Pilze, Paprika, Oliven, Keimlinge, Sprossen, rohe Salate, getrocknete Hülsenfrüchte, Gemüsesalate, die mit Mayonnaise oder anderen sehr fetten Marinaden zubereitet sind
Obst Obst, das geschält werden kann; gekochtes Obst alle Sorten geröstete oder mitgebackene Nüsse und Mandeln	rohes, nicht schälbares Obst z.B. Beeren, angefaultes, schimmliges Obst Nüsse, Mandeln, Pistazien in der Schale (Gefahr der Verunreinigung mit Schimmelpilzen)
Zucker in kleinen Mengen	in großen Mengen
Süßigkeiten in kleinen Mengen; Konfitüre, Gelee, Honig	Schokolade, Pralinen, Marzipan, Nougat, Sahnebonbons u.ä. in großen Mengen

Fortsetzung Tab. 9

Geeignete Lebensmittel	Ungeeignete Lebensmittel (nach Absprache mit dem Arzt erlaubt)
Getränke mind. 1 1/2 l/Tag Tee, alle Sorten; milder Kaffee, abgekochtes Wasser, Tafelwasser mit wenig Kohlensäure, sterilisierte Gemüse-und Obstsäfte	Alkohol in jeder Form (Bier, Most, Wein, Sekt, Schnaps, Likör usw.), Leitungswasser (nicht abgekocht) filtriertes Wasser (Haushaltsfilter); kohlensäurereiche Tafelwasser und Limonaden, eisgekühlte Getränke, frisch gepreßte Säfte. Zur Einnahme von Immunsuppressiva keinen Grapefruitsaft trinken (verstärkt die Medikamentenresorption).
Gewürze und Kräuter milde Gewürze, frische (mitgekocht) und getrocknete Kräuter, milder Essig, Zitronensaft	reichliche Mengen an Pfeffer, Curry, Paprika, Zwiebel- und Knoblauchpulver, Senf, Meerrettich, scharfe Gewürzmischung, Essigessenz, Sojasaucen (Impfung mit Aspergillus)
Zubereitungsarten Kochen, Dünsten, Dämpfen, Garen in Alufolie, in Bratenklarsichtfolie, im Tontopf, in der beschichteten Pfanne oder im beschichteten Topf, im Backofen, im Mikromaten, Grillen ohne Fett	starkes Anbraten, Rösten, Frittieren, mit Speck anbraten

Hinweise zur Lebensmittel-Hygiene

Bei der Zubereitung von Speisen ist die Lebensmittel-hygiene besonders zu beachten, um Zweiterkrankungen zu vermeiden. Bitte, beachten Sie folgende Ratschläge:

- Vor jeder Speisenzubereitung und vor dem Essen Hände waschen.
- Bereiten Sie die Speisen an einem sauberen Ort zu und verwenden Sie nur saubere Kochgeräte und sauberes Geschirr und Besteck. Gut zu reinigende Schneidebret-ter verwenden (z.B. aus Resopal, Marmor, Glas – kein Holz).
- Kaufen Sie frische Lebensmittel und bewahren Sie diese im Kühlschrank auf. Achten Sie auf das Haltbarkeitsda-tum. Lebensmittel und Speisen, die verdorben aussehen und riechen, sind wegzuwerfen. Im Geschäft ist auf die Tiefkühltemperatur zu achten (– 18 °C darf nicht über-schritten sein). Viel Schnee und Eis sind ein Zeichen dafür, daß die Kühltemperatur zwischendurch zu hoch war und die Lebensmittel aufgetaut waren.
- Halten Sie das Essen nie warm, da der Temperaturbe-reich von 40–60 °C für die Vermehrung vieler Mikroor-ganismen günstig und somit hygienisch bedenklich ist.
- Bringen Sie Fleisch, Geflügel oder Fisch in rohem Zu-stand nicht mit anderen Lebensmitteln in Berührung, besonders nicht mit solchen, die nicht noch einmal er-hitzt werden.
- Tiefgefrorenes Geflügel oder tiefgefrorener Fisch soll-ten möglichst im Kühlschrank aufgetaut werden. Die Auftauflüssigkeit ist wegen der hohen Keimbelastung in den Abfluß zu gießen. Spülen Sie die Arbeitsflächen, Behälter und Messer, die mit der Auftauflüssigkeit in Berührung gekommen sind, mit heißem Wasser ab. Auch die Hände müssen gründlich gereinigt werden.
- Geflügelfleisch kann durch Salmonellen verunreinigt sein, deshalb gelten die obigen Regeln hier ganz beson-ders. Auch Eier können mit Salmonellen und anderen

Keimen belastet sein. Vorsicht beim Umgang mit rohen Eiern und angeschlagenen Eischalen. Bei einer Erhitzung auf 65 °C werden Salmonellen und Keime abgetötet.

- Gemüse und Obst ist vor der Weiterverarbeitung gründlich zu waschen; es muß auch an eine mikrobielle Verunreinigung durch anhaftende Erde gedacht werden.
- Tiefgefrorenes Gemüse wird am besten ohne vorhergehendes Auftauen zubereitet. So kommt es zu den geringsten Nährstoffverlusten, und auch die mikrobielle Belastung bleibt gering. Abgepackte Mischsalate sollten nicht verwendet werden, da sie häufig stark keimbelastet sind.
- Zu den hygienischen Schwachpunkten in der Küche gehört das Geschirrspülen. Schwamm, Bürste und Tücher sind oft Träger von Mikroorganismen und anderen Verunreinigungen. Daher gehört das regelmäßige Auswechseln dieser Hilfsmittel zu den Mindestanforderungen der Küchenhygiene. Das Spülen in der Spülmaschine gewährleistet eine gründliche Reinigung des Geschirrs und Bestecks.
- Eiterbakterien (Staphylokokken) stellen auch im privaten Haushalt ein lebensmittelhygienisches Problem dar. Sie werden durch eiternde Wunden, Schnupfen oder grippale Infekte vorwiegend bei der Zubereitung der Lebensmittel übertragen. Daher müssen alle Wunden mit geeignetem Material verbunden werden.

Organisieren Sie Ihre Ernährung

Ihr Körper braucht Nahrung als Lieferant von Energie und Vitalstoffen. Energie können Sie sparen, indem Sie Ruhepausen einlegen und so weniger Energie verbrauchen. Vitalstoffe können Sie je nach Erkrankung für eine bestimmte Zeit nicht immer ausreichend zuführen. Wenn Sie sich bisher ausgewogen ernähren konnten, haben Sie zunächst sicher genug Reserven. Wenn nicht, sprechen Sie mit Ihrem Arzt über die Einnahme von Vitamin-, Mineralstoff- und Spurenelementpräparaten. Er kann für Ihren ganz persönlichen Fall entscheiden, was sinnvoll ist und wie die Dosierung sein soll.

Wenn Sie wenig essen können, sollten Sie sich viel Ruhe gönnen.

Zwischen den Chemotherapien und Bestrahlungen werden Sie vielleicht immer wieder zu Hause sein, möglicherweise auch über das Wochenende vom Krankenhaus beurlaubt sein. Manche Chemotherapien und Bestrahlungen können auch ausschließlich ambulant durchgeführt, Sie müssen also, wenn keine Komplikationen auftreten, gar nicht ins Krankenhaus. Für diese Fälle haben wir die nun folgenden Tips zusammengestellt. Sie sollen Ihnen helfen, Energie zu sparen, Kräfte zu bewahren und den Alltag gut zu meistern.

Praxistip

So entlasten Sie sich im Haushalt

- Lassen Sie andere kochen.
- Machen Sie einen Plan, wer den Haushalt führt und kocht, wenn Sie zur Therapie gehen, wenn Sie sich einmal nicht so wohl fühlen, oder einfach, damit Sie einmal entlastet sind.
- Legen Sie Vorräte an, indem Sie die gekochten Speisen in Portionen einfrieren, damit diese bei Bedarf schnell verfügbar sind. Bei tiefgefrorener Kost müs-

sen Reis oder Nudeln übrigens nicht vollständig gar sein, sie garen beim Wiedererwärmen.

- Integrieren Sie, wo es geht, die Familie in die Ernährungsplanung und das gemeinsame Essen.
- Verwenden Sie Einkaufslisten, mit denen auch andere einkaufen können.
- Verwenden Sie ruhig einmal Einmalgeschirr, um sich das Abspülen zu ersparen.
- Fertigprodukte können Arbeit ersparen. Auch der Pizzaservice und der Hamburger sind einmal ein Ausweg.
- Akzeptieren Sie Hilfe, wo immer sie angeboten wird.

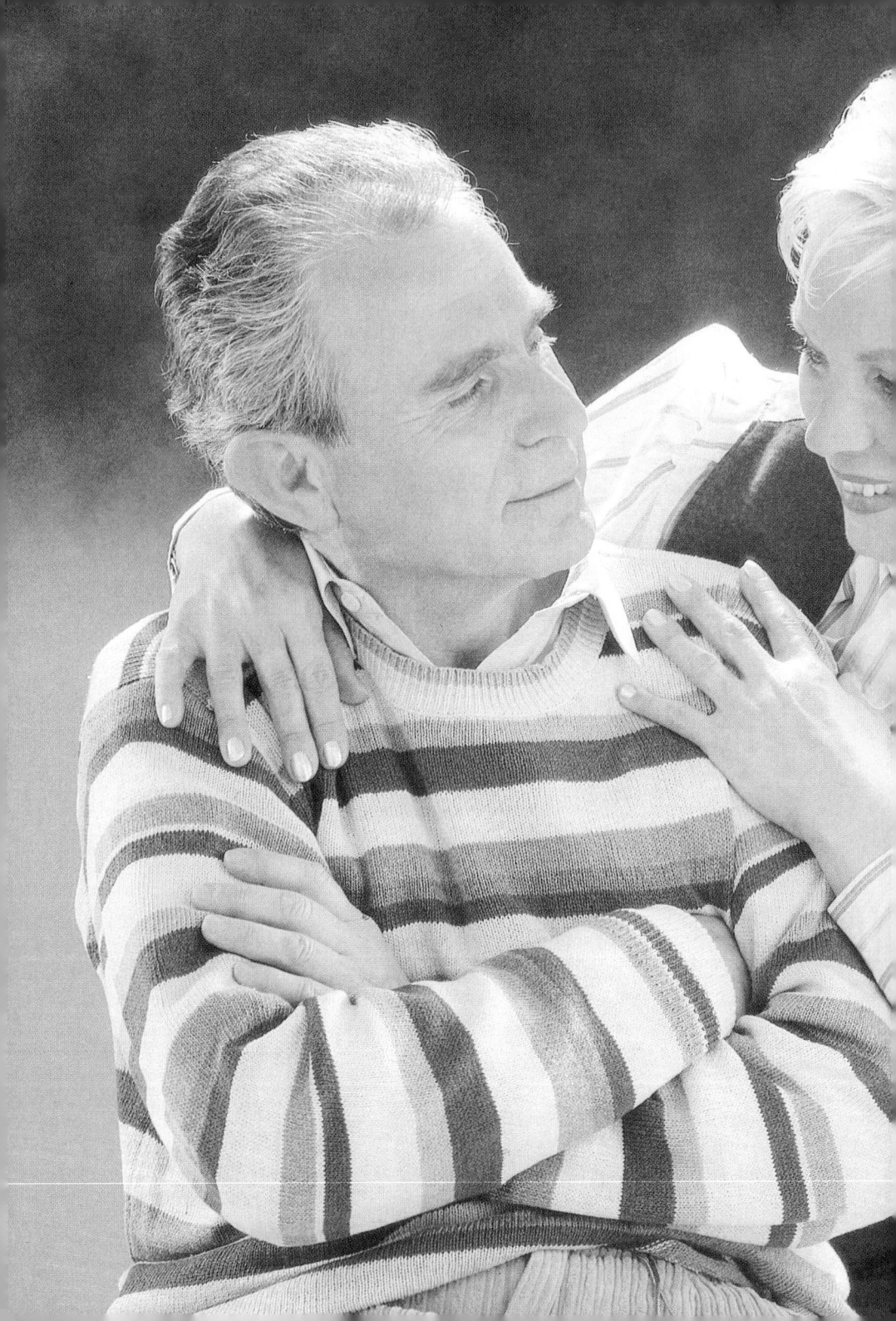

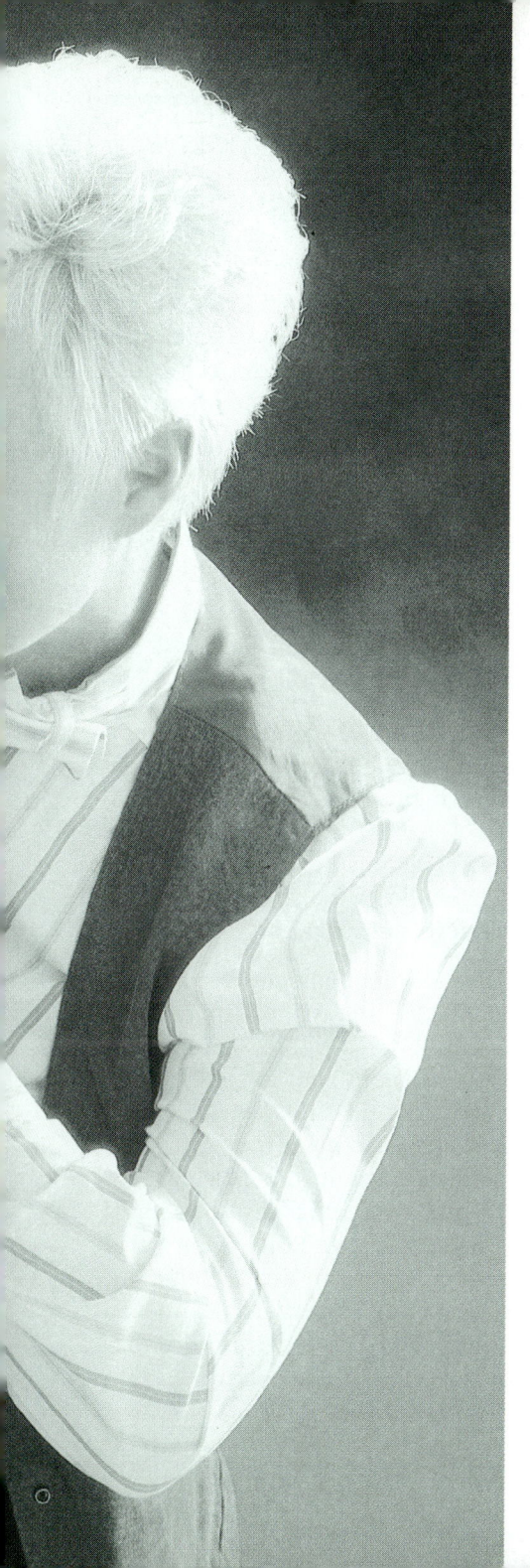

Die Ernährung bei speziellen Eingriffen

Operative Eingriffe am Verdauungstrakt führen oft zu besonderen Problemen. Auch in diesem Kapitel bekommen Sie viele praktische Informationen, die Ihnen in dieser Situation helfen können.

Die teilweise oder vollständige Entfernung des Magens

Das Magenkarzinom gehört zu den häufigen Krebserkrankungen in Deutschland. Bei Männern treten Lungen- bzw. Bronchialkrebs, Dickdarm- und Prostatakrebs noch häufiger auf. Brust-, Dickdarm- und Magenkrebs sind bei Frauen die häufigsten Krebserkrankungen. Seit den fünfziger Jahren ging die Erkrankungsrate von Magenkrebs in den westlichen Industrieländern stetig zurück. In Ostasien kann dagegen eine Zunahme beobachtet werden. Über die Ursachen des Rückgangs gibt es keine gesicherten Erkenntnisse.

Magenkrebs ist relativ häufig, bei uns jedoch zum Glück rückläufig.

Mögliche Störungen nach der Operation

Die Aufgabe des Magens ist, die im Mund eingespeichelte und zerkleinerte Nahrung aufzunehmen, sie mit Magensaft und Verdauungsenzymen zu vermischen und schließlich portionsweise an den Dünndarm weiterzugeben. Im Magen werden Salzsäure, eiweißspaltende Enzyme und der »Intrinsic Factor«, der für die Aufnahme von Vitamin B_{12} erforderlich ist, produziert (siehe S. 128).

Die Magentätigkeit wird durch zahlreiche Faktoren beeinflußt.

Bereits Geruch und Geschmack der Nahrung stimulieren über Nervenimpulse die Abgabe von Magensaft und die Magenbeweglichkeit, noch bevor der Speisebrei überhaupt Kontakt mit der Magenschleimhaut hat. Die bereits dadurch eingeleitete Salzsäure- und Pepsinausschüttung wird dann vor allem durch das Volumen des Nahrungsbreies und damit durch die Dehnung der Magenwand, aber auch durch die Zusammensetzung des Speisebreis stimuliert und reguliert. Eine wichtige Rolle spielt dabei die Freisetzung des Hormons Gastrin in der Schleimhaut des Antrums. Das Antrum ist der Magenteil, der in den Zwölffingerdarm, das Duodenum, übergeht. Wird das Antrum operativ entfernt, ist die Magensäureproduktion stark vermindert.

Von großer Bedeutung für die gesamte Verdauung ist auch die Speicherfunktion des Magens. Eine teilweise oder völlige Entfernung des Magens führt zu vielfältigen Veränderungen des Verdauungsvorgangs. Die häufigsten Beschwerden sind Appetitlosigkeit, Sodbrennen, ein Druckgefühl im Oberbauch und Völlegefühl. Rund 40 % der Magenoperierten leiden an Untergewicht. Eine wesentliche Ursache dafür ist eine ausgeprägte Appetitlosigkeit, weil die Reservoirfunktion des Magens fehlt, das Fehlen der Hormone, die Hunger und Sättigung regeln, sowie eine gestörte Nährstoffausnutzung.

Das Zusammenspiel unterschiedlicher Organe wie Gallenblase, Bauchspeicheldrüse und Dünndarm wird ebenfalls durch den Magen gesteuert. Fehlt der Magen, wird der Speisebrei zu schnell transportiert, so daß er ungenügend mit Verdauungsenzymen durchmischt wird. Dadurch entsteht eine Störung der Dünndarmfunktion. Der Dünndarm ist aber das Organ, das vorrangig für Verdauung und Aufnahme der Nährstoffe verantwortlich ist.

Der Magen hat eine wichtige Steuerfunktion beim Verdauungsvorgang.

Hoher Energiebedarf – aber wenig Hunger

Der Kalorienbedarf von Patienten nach Magenoperationen liegt etwa 20 % über dem von Gesunden, weil der Körper die zugeführte Nahrung schlechter ausnutzen kann. Leider ist der Hunger meist nicht groß, und die Aufnahme der notwendigen Kalorien fällt nicht leicht. Fett ist der Nährstoff, der die meiste Energie liefert. Bei Magenoperierten ist die Fettausnutzung oft erheblich gestört, es kommt zu Durchfall. Leicht verdauliche Fette, sogenannte MCT (siehe S. 48), können Ihnen eventuell helfen, mehr Energie aufzunehmen, da Sie diese Fette leichter verwerten können. Da Ihr Verdauungssystem nur kleine Mengen auf einmal verarbeiten kann, ist es ratsam, etwa 8–10 kleine Mahlzeiten pro Tag zu essen. Trinken Sie nicht zum Essen, sondern zwischen den Mahlzeiten. Die Flüssigkeit füllt den Magen, und Sie können noch weniger essen.

Nach einer Magenoperation ist häufig die Fettverdauung gestört.

Probleme mit der Vitamin-B$_{12}$-Versorgung

Unzureichend kann die Versorgung mit Vitamin B$_{12}$ sein. Das in der Nahrung enthaltene Vitamin braucht, damit es vom Körper aufgenommen werden kann, einen Partner. Es muß sich erst mit dem sogenannten Intrinsic Factor, der in der Magenschleimhaut gebildet wird, zu einem Komplex verbinden, der dann im Darm aufgenommen und hauptsächlich in der Leber gespeichert wird. Die so angelegten Depots reichen für ca. 2 Jahre. Nach der teilweisen oder völligen Entfernung des Magens wird der Intrinsic Factor nicht mehr oder nicht mehr in ausreichender Menge gebildet. Zur Vorbeugung eines Vitamin B$_{12}$-Mangels muß deshalb das Vitamin regelmäßig injiziert werden. Schlucken hätte wegen des fehlenden Intrinsic Factors keinen Sinn.

Vitamin B$_{12}$ und seine Aufgaben

Das Vitamin B$_{12}$ ist für die Blutbildung im Knochenmark verantwortlich und sorgt für eine normale Blutgerinnung durch die Blutplättchen. Es hilft außerdem beim Aufbau des gesamten Nervensystems. Es ist nur in tierischen Lebensmitteln wie Fleisch, Fisch, Eiern, Milch und Milchprodukten (vor allem im Käse) enthalten. Eine Vitamin-B$_{12}$-Mangelkrankheit ist die perniziöse Anämie. Das ist eine Form der Blutarmut, bei der die roten Blutkörperchen vergrößert und unreif sind. Diese kranken Blutkörperchen können den Sauerstoff im Blut nicht mehr richtig transportieren. Erste Symptome können Müdigkeit und Schwäche sein. Bei einem Vitamin B$_{12}$-Mangel kommt es auch zu einer vermehrten Blutungsneigung.

Milchzuckerunverträglichkeit (Lactoseintoleranz)

Bei ca. 60 % der Magenoperierten besteht eine Milchzuckerunverträglichkeit (Lactoseintoleranz). Diese äußert sich in Blähungen und Durchfall. Ursache dafür ist ein Mangel des Enzyms Lactase, das zur Verdauung von Milchzucker notwendig ist. Das Enzym wird zwar im Dünndarm gebildet, bei Magenoperierten entwickelt sich der Lactasemangel jedoch durch die hohe Belastung des Dünndarms mit Speisebrei, da der Magen als Reservoir fehlt. Praktische Hinweise zur milchzuckerreduzierten Ernährung finden Sie ab Seite 150.

Osteoporose verhindern

Durch die nach einer Entfernung des Magens häufig gestörte Nährstoffausnutzung mit einer erhöhten Fettausscheidung kann es auch zu einem Vitamin D- und dadurch zu einem Calciummangel kommen. Ein weiterer Grund ist der eventuell notwendige Verzicht auf Milch und Milchprodukte bei bestehender Milchzuckerunverträglichkeit, da diese die besten Calciumlieferanten sind. Viele Magenoperierte entwickeln daher eine Osteoporose (Knochenentkalkung). Wir benötigen über 1000 Milligramm (mg), also über ein Gramm Calcium täglich. Probieren Sie aus, ob Sie kleine Mengen Käse oder gesäuerte Milchprodukte vertragen können. Beispielsweise enthält eine Portion Emmentaler (30 g) etwa 300 mg Calcium. Außerdem sollten Sie calciumreiches Mineralwasser trinken. Wählen Sie eine Sorte aus, die mindestens 400 mg Calcium pro Liter enthält. Oxalsäure bindet Calcium. Meiden Sie daher oxalsäurereiche Lebensmittel wie Rhabarber, Spinat und Mangold. Ob die Einnahme von Calcium in Tablettenform zusätzlich erforderlich ist, sollten Sie mit Ihrem Arzt klären.

Nach einer Magenoperation kann es zu Calciummangel kommen.

Bei Milchzuckerunverträglichkeit sollten sie calciumreiches Mineralwasser auswählen.

Für den Einbau von Calcium in die Knochen benötigt der Körper auch Vitamin D. Wenn die Fettverdauung nicht optimal funktioniert, kann, wie bereits erwähnt, zuwenig Vitamin D für den Knochenstoffwechsel zur Verfügung stehen. Möglicherweise ist eine regelmäßige Injektion von Vitamin D erforderlich. Sie können aber auch selbst etwas tun: Bewegen Sie sich viel im Freien. Denn durch die Sonnenstrahlung wird die körpereigene Vitamin D-Produktion in der Haut angeregt. Es ist natürlich zuvor zu klären, ob Sie Sonneneinstrahlung meiden müssen.

● **Tab. 10: Calciumgehalt verschiedener Lebensmittel pro Portion**

Lebensmittel	Calciumgehalt in mg pro Portion
Parmesan, 30 g	360
Emmentaler, 45 % Fett i.Tr., 30 g	330
Gouda, 45 % Fett i.Tr., 30 g	240
Camembert, 45 % Fett i.Tr., 30 g	150
Joghurt, 3,5 % Fett, 150 g	195
Milch, 3,5 % Fett, 1/4 l	300
Quark, 250 g	300
Grünkohl, 200 g	360
Brokkoli, 200 g	224
Möhren, 200 g	84
Bleichsellerie, 100 g	80
Johannisbeeren, 150 g	45
Mandarinen, Stück	20
Aprikosen frisch, 2 Stück (100 g)	17
Bananen, Stück	13
Reis ungeschält, 1 Portion	18
Vollkornbrot, 1 Scheibe	11
Heilbutt, 150 g	25
Lachs, 150 g	20
Schweineschnitzel, 150 g	13

Nicht nur Milch und Milchprodukte sind reich an Calcium.

Das Dumping-Syndrom

Eine spezielle Ernährung, also eine Diät, muß nach Magenoperationen auch dann eingehalten werden, wenn es zu einem sogenannten Dumping-Syndrom kommt. Die Bezeichnung kommt vom englischen Wort »dump«, was sich mit »stürzen« übersetzen läßt. Gemeint ist damit, daß bei fehlender Reservoirfunktion des Magens der Speisebrei schnell in den Darm gelangt, sozusagen in den Darm stürzt. Als Folge treten ein Schwäche- und Schwindelgefühl, Schweißausbrüche und ein Druckgefühl im Oberbauch unmittelbar nach der Nahrungsaufnahme auf (»Früh«-Dumping). Da der Speisebrei zu schnell vom Magen in den Dünndarm gelangt, wird dieser sehr stark gedehnt. Zusätzlich strömt reichlich Wasser aus der Blutbahn in den Darm, um den Speisebrei zu verdünnen. Dadurch wird die Dehnung des Darms noch verstärkt. Beides zusammen – die Dehnung und der Wassereinstrom – führen zu einem starken Abfall des Blutdrucks und damit zu den genannten Beschwerden.

Die Ursachen des Dumping-Syndroms.

Andere Ursachen: das »Spät«-Dumping

Ähnliche Beschwerden können auch erst ein bis zwei Stunden nach dem Essen auftreten (»Spät«-Dumping). Normalerweise gelangt der Speisebrei vom Magen in kleinen Portionen in den Darm. Wenn dies nun sehr schnell geschieht, wird der darin enthaltene Zucker vom Darm auch schnell aufgenommen. Der Blutzuckerspiegel steigt stark an. Das für den Zuckerabbau erforderliche Hormon Insulin wird ausgeschüttet, und der Blutzuckerspiegel sinkt wieder. Da der Speisebrei in einem Schwung in den Darm gelangt ist, kommt keine zu verdauende Nahrung und damit auch kein Zucker mehr nach, der den Blutzuckerspiegel wieder erhöhen könnte. Er bleibt niedrig, was zu Schweißausbrüchen, Konzentrationsstörungen und Müdigkeit führen kann. Häufig besteht zusätzlich zum »Dumping Syndrom« eine Milchzuckerunverträglichkeit mit Blähungen und Durchfall.

Praxistip

Tips zur Ernährung bei Dumping Syndrom

- Essen Sie nur kleine Portionen, dafür aber mehrere über den Tag verteilt.
- Legen Sie sich gleich nach dem Essen hin, essen Sie evtl. im Liegen.
- Eine Scheibe Brot 15 Minuten vor dem Essen verzehrt, kann die Beschwerden verringern.
- Meiden Sie schnell aufnehmbare Kohlenhydrate, insbesondere Zucker, Traubenzucker, Fruchtzucker, Haushaltszucker, Honig. Als Ersatz können Sie Süßstoffe verwenden.
- Bevorzugen Sie ballaststoffreiche, komplexe Kohlenhydratprodukte, insbesondere Vollgetreideerzeugnisse.
- Trinken Sie nicht zum Essen, sondern zwischen den Mahlzeiten.
- Essen Sie nicht zu salzig (erhöht den Wassereinstrom).
- Üben Sie Zurückhaltung bei größeren Mengen an Milch und Milchprodukten.
- Hilfreich können auch viskositätssteigernde Ballaststoffe als Zusatz zur Mahlzeit sein, insbesondere Pektin oder Guar. Vor einer Einnahme sprechen Sie darüber bitte mit Ihrem Arzt.

Darmoperationen

Tumorerkrankungen des Darms gehören in der Bundesrepublik zu den häufigsten Krebserkrankungen. Jedes Jahr wird etwa 51 000 mal die Diagnose Darmkrebs gestellt. Obwohl der Dünndarm mehr als die Hälfte des gesamten Darms ausmacht, ist er kaum von Krebserkrankungen betroffen. Rund 95 % der bösartigen Darmtumoren sind im Dickdarm angesiedelt. Auch wenn die genauen Ursachen für Darmkrebs bisher nicht eindeutig geklärt sind, gilt als gesichert, daß die Ernährungsweise einen nicht unerheblichen Einfluß auf die Entstehung hat. Wenig Ballaststoffe, viel Fett und reichlich Fleisch, sowie wenig Bewegung, diese Zusammensetzung scheint das Risiko für eine Darmkrebserkrankung deutlich zu erhöhen.

Ballaststoffarme und fettreiche Ernährung erhöhen das Darmkrebsrisiko.

Der Darm – Aufbau und Funktion
Vom Magen gelangt der Speisebrei zunächst in den Dünndarm, wo die Nahrungsbestandteile weiterverarbeitet werden. Dies geschieht vor allem mit Hilfe von Verdauungsenzymen, die in der Bauchspeicheldrüse und im Dünndarm selbst gebildet werden. Die wichtigste Funktion des Dünndarms ist jedoch die Aufnahme (Resorption) der Nährstoffe.

Wichtigste Aufgabe des Dünndarms ist die Nährstoffaufnahme.

Der Dünndarm besteht aus drei Abschnitten, dem Zwölffingerdarm (Duodenum), dem Leerdarm (Jejunum) und dem Krummdarm (Ileum). Er ist etwa 3 bis 4 Meter lang und im Inneren mit einer Schleimhaut ausgekleidet, die mit ihren vielen Falten und Zotten für eine riesige Oberfläche sorgt. Aufgrund dieser großen Oberfläche kann die Nahrung optimal verdaut und resorbiert werden.

Aus dem Darminneren werden die Nährstoffe durch die Darmwand ins Blut oder die Lymphbahn transportiert. Der restliche Speisebrei gelangt in den Dickdarm. Hier werden ihm Wasser und Mineralstoffe entzogen, er wird eingedickt. Der Enddarm schließlich dickt den Stuhl noch weiter ein und bringt die Stuhlausscheidung in Gang.

Probleme nach der Operation

Eine Darmoperation kann vielfältige Ernährungsstörungen nach sich ziehen. Abhängig davon, welcher Teil des Darms entfernt wurde und wie groß der entfernte Abschnitt ist, treten mehr oder weniger große Ernährungsprobleme auf. Fast die Hälfte des Dünndarms kann entfernt werden, ohne daß große Verdauungs- oder Resorptionsstörungen die Folge sind. Die noch vorhandenen Darmabschnitte übernehmen dann die Aufgaben des fehlenden Teils. Je kürzer der verbleibende Darmteil ist, um so schwieriger ist jedoch die Nährstoffverwertung und -aufnahme. Bei einer Restlänge von nur noch 30–50 cm ist auf Dauer eine künstliche Ernährung notwendig.

Eine starke Gewichtsabnahme ist meist ein deutlicher Hinweis für eine schlechte Nährstoffaufnahme, vorausgesetzt die Nährstoffzufuhr ist ausreichend. Ist die Fettverdauung gestört, dann kann die Verwendung von MCT-Fetten (siehe S. 48) sinnvoll sein.

Im letzten Teil des Dünndarms, im unteren Krummdarm, wird das Vitamin B12 aufgenommen. Wird dieser Teil entfernt, dann kann das Vitamin nicht mehr resorbiert werden. Es muß als Spritze verabreicht werden. Die Krummdarm-Entfernung führt häufig zu Beschwerden, besonders dann, wenn gleichzeitig der sich an den Dünndarm anschließende Dickdarmabschnitt sowie die Dickdarmklappe entfernt wurden. Diese Klappe zwischen Dünn- und Dickdarm öffnet sich in regelmäßigen Abständen, so daß der Dünndarminhalt in den Dickdarm gelangen kann. Fehlt die Klappe, dann stürzt der dünnflüssige Dünndarminhalt in den Dickdarm. Starke Durchfälle sind die Folge. Eine Besserung der Durchfälle kann mit einer ballaststoffarmen Kost unterstützt werden.

Da der Dickdarm nur für die Eindickung des Stuhls zuständig ist, muß er keine Nährstoffe aufnehmen oder verwerten. Deshalb ändert sich nach einer operativen Ver-

Selbst wenn fast der halbe Dünndarm entfernt wird, gibt es kaum Verdauungsprobleme.

Nach einer Krummdarmentfernung muß Vitamin B12 injiziert werden.

kürzung dieses Darmabschnitts die Nahrungsverwertung kaum. Allerdings kann der Stuhlgang weniger fest sein, wenn die Eindickung nur unvollständig durchgeführt wird. Im allgemeinen reicht ein Drittel des Dickdarms aus, um die Aufgabe zu erfüllen.

Die Ernährung bei Kurzdarm-Syndrom

Nachfolgend haben wir Hinweise zur Lebensmittelauswahl bei einem bestehenden Kurzdarm-Syndrom zusammengestellt. Wichtig ist, daß Sie sich selbst beobachten und herausfinden, was Sie vertragen und was nicht. Am besten notieren Sie, welche Lebensmittel Sie gegessen haben, wie sie zubereitet waren und welche Symptome wann auftraten.

Bei Kurzdarm-Syndrom beachten Sie bitte folgende Hinweise:

- Ausreichend und abwechslungsreich essen, damit dem Körper genug Energie und genügend Nährstoffe zur Verfügung stehen.
- Mehrere kleine Mahlzeiten pro Tag essen.
- Langsam essen und gut kauen.
- Leicht verträgliche Lebensmittel auswählen (siehe folgende Tabelle).

● Tab. 11: Geeignete und ungeeignete Lebensmittel bei Kurzdarm-Syndrom

Lebensmittel, die gut vertragen werden	Lebensmittel, die nicht geeignet sind
Milch und Milchprodukte ausprobieren ob und welche Mengen vertragen werden; Milch und gesäuerte Milchprodukte mit 1,5 % Fett, milde Käsesorten mit 30–45 % Fett i. Tr.	Vollmilch, gesäuerte Vollmilch und -produkte, Sahne, Rahm, Crème fraîche, fette Käsesorten, sehr salziger Käse wie lang gelagerter Camembert, Edelpilzkäse

Fortsetzung Tab. 11

Lebensmittel, die gut vertragen werden	Lebensmittel, die nicht geeignet sind
Fleisch, Geflügel, Wild Kalb; mageres Rindfleisch; mageres Schweinefleisch (Filet, Steak, Schnitzel); Lammfilet; Ziege, Hase; Wild und Wildgeflügel; Hähnchen, Pute, Taube	fettes, geräuchertes oder scharf angebratenes Fleisch; zähes fasriges Fleisch; Wild mit Speck zubereitet; Gans, Ente, fette Geflügelhaut
Fleischwaren und Wurst milde Wurstsorten wie: Bierschinken gek., Schinken ohne Fettrand, Corned beef, Sülzen, Puten- und Geflügelwurst, Schnittwurst, Wienerle; fettarme Bouillon, Suppen und Soßen	fette und geräucherte Wurst und Fleischwaren, wie z.B. Streichwurst, Dauerwurst, Speck; fette Suppen und Soßen
Fisch und Fischwaren Süß- und Salzwasserfische außer Schalen- und Krustentiere	fette Sorten wie: Flußaal, Hering, Makrele und Lachs; geräucherte Fische; mit viel Fett (Öl, Mayonnaise, Rahm) eingelegte Fischwaren
Eier weiche und fettarme Eierspeisen	hartgekochte Eier; süße und pikante Eierspeisen mit viel Fett zubereitet; Mayonnaise
Speisefette kleine Mengen Butter, Margarine, Öl; bei Unverträglichkeit MCT-Fette verwenden (siehe S. 45)	große Mengen Koch- und Speisefette; Schmalz, Speck, Talg
Brot und Backwaren altbackenes Brot, Weiß-, Toast-, Misch-Knusperbrot, Zwieback, Butterkekse, Biskuit, Rühr- oder Hefekuchen, Quark-Öl-Teig, Obstkuchen ohne Sahne, Baiser	frische Brote, Vollkornbrote (mit Sauerteig), frischer Hefekuchen, fette Backwaren wie: Sahne- und Cremetorten, Fettgebackenes, Blätterteig, Brandteig, Nuß- und Schokoladengebäck
Nährmittel, Bindemittel Reis, Nudeln, Grieß, Schrot, Mehle, Stärke, feine Getreideflocken	ganze Getreidekörner, Popcorn, Vollkornprodukte
Kartoffeln Salz-, Dampf-, Pellkartoffeln, Karoffelbrei, -schnee, Klöße aus gekochten Kartoffeln	alle in Fett gebratenen und fritierten Kartoffelgerichte; evtl. Kartoffelbrei bei einer Milchunverträglichkeit

Fortsetzung Tab. 11

Lebensmittel, die gut vertragen werden	Lebensmittel, die nicht geeignet sind
Gemüse und Salate alle Sorten außer siehe gegenüberliegende Spalte; leichtverträgliche Sorten wie: Blumenkohlröschen, Karotten, Fenchel, Prinzeßbohnen, Gurke ohne Kerne, zarte Kohlrabi, Rote Bete, Schwarzwurzeln, Spargel, Sellerie, Tomaten ohne Haut, Zucchini, Kopfsalat	schwerverdauliche und blähende Sorten wie: Grün-, Weiß-, Rot-, Rosenkohl, Wirsing, Sauerkraut, Zwiebeln, Lauch, Pilze, Mais, Paprikaschoten, Oliven, getr. Hülsenfrüchte; fasriges Gemüse, Gurken- und Rettichsalat, Salate mit viel Fett zubereitet, oxalsäurereiche Sorten wie: Spinat, Mangold, Rhabarber, Sauerampfer
Obst alle Sorten außer siehe gegenüberliegende Spalte; Bananen, Kompott; reife Früchte	rohes Steinobst, unreifes Obst, Avocados, Kerngehäuse von Äpfeln und Birnen, harte Obstschalen und -häute, Nüsse und Mandeln
Zucker und Süßigkeiten in kleinen Mengen	in großen Mengen; sehr fette Süßigkeiten wie Pralinen, Schokolade, Nougat, Marzipan
Getränke Tee (alle Sorten), milder Kaffee, Mineralwasser mit wenig oder ohne Kohlensäure, milde Gemüsesäfte, verdünnte Obstsäfte; soviel trinken, daß mindestens 1 Liter Urin pro Tag ausgeschieden wird	starker Kaffee, kohlensäurereiche Wässer und Limonaden, alkoholhaltige Getränke, eiskalte Getränke; große Mengen Getränke zu den festen Speisen
Salz, Kräuter und Gewürze Salz, milde Gewürze, frische und getrocknete Kräuter, Essig und Zitronensaft in kleinen Mengen	reichliche Mengen Salz, scharfe Gewürze, Zwiebeln, Schnittlauch, Knoblauch, sehr saure Marinaden
Zubereitungsarten kochen, dünsten, dämpfen, garen in Bratensaftsichtfolie, im Tontopf, in beschichteten Töpfen und Pfannen, im Backofen, im Mikrowellenherd, leicht grillen mit wenig Fett	starkes Anbraten, rösten, fritieren; mit Speck oder viel Fett braten und zubereiten

Künstlicher Darmausgang

Bei einem Teil der Patienten, die an Darmkrebs leiden, aber auch aus anderen Gründen, kann ein künstlicher Darmausgang (Stoma) angelegt werden müssen. Nach dieser Operation stehen zunächst ganz andere Fragen und Probleme als die Ernährung im Mittelpunkt. Zum Glück müssen Sie sich in dieser Hinsicht auch nicht stark umstellen. Wenn Sie und Ihr Körper sich an den künstlichen Darmausgang gewöhnt haben, können Sie sich meist wieder so ernähren wie vor der Operation. Da Blähungen, Durchfall, Verstopfung und Gerüche beeinträchtigen, möchten Sie derartige Beschwerden verständlicherweise vermeiden. Leider gibt es zu deren Vermeiden nur allgemeine Hinweise. Was für Sie persönlich von Bedeutung ist, müssen Sie selbst herausfinden. Ein Ernährungstagebuch, wie schon an anderer Stelle empfohlen, kann Ihnen helfen, das herauszufinden. Dafür notieren Sie in der Anpassungsphase (sie beginnt etwa 2 Wochen nach der Operation), was und wieviel Sie wann zu sich nehmen. Schreiben Sie auf, wie Ihr Darm auf eine Nahrungsaufnahme reagiert und halten Sie in Ihrem Tagebuch fest, wann Sie Stuhlgang haben, wie die Beschaffenheit (z.B. Durchfall) und der Geruch des Stuhls sind, ob Sie Blähungen haben und wie Sie sich fühlen. Nach einiger Zeit können Sie feststellen, welche Speisen Sie gut vertragen und welche weniger.

Mit Hilfe eines Ernährungstagebuchs finden Sie heraus, was Ihnen gut bekommt.

Allgemeine Hinweise zur Ernährung bei künstlichem Darmausgang

- Die Nahrung auf regelmäßige, mehrere kleine Mahlzeiten verteilen.
- Langsam essen und gut kauen, um Blähungen zu vermeiden.
- Keine zu heißen und zu kalten Speisen essen.
- Leicht verträgliche Nahrungsmittel auswählen.
- Stopfende Nahrungsmittel sind: trockener Käse, Schokolade, Mais, Sellerie, Rosinen, Rotwein, Weißbrot, Kartoffeln, Kokosflocken.

- Vorsicht! Mögliche »Stoma-Blockade« durch: zähes, fa-
  seriges Fleisch, Popkorn, Gemüsefasern, Pilze, Oran-
  genhaut, Traubenkerne und -schalen, Kerngehäuse
  von Äpfeln und Birnen, harte Obstschalen, Kokosflocken.
- Abführende Nahrungsmittel sind: rohes Obst und
  Gemüse, Spinat, Bohnen, Feigen, Trockenpflaumen,
  scharf Gebratenes, Bier, Zucker, Kaffee.

Operationen der Bauchspeicheldrüse

Der Bauchspeicheldrüse (Pankreas) kommt eine wichtige
Funktion bei der Verdauung zu. Sie produziert Verdauungssäfte (Enzyme), die zur Spaltung der Nährstoffe –
Kohlenhydrate, Fett und Eiweiß – erforderlich sind. Die
Kohlenhydrate werden durch das Enzym Amylase aufgespalten, Fett durch das Enzym Lipase. Bei einem Ausfall
der Bauchspeicheldrüse ist die Störung der Fettverdauung
das erste auftretende Symptom. Eiweiß (Protein) schließlich wird von den Proteasen gespalten. Die Bauchspeicheldrüse bildet außerdem das für die Verwertung der
Kohlenhydrate notwendige Hormon Insulin sowie das
blutzuckersteigernde Hormon Glucagon.

Die Bauchspeichel-drüse liefert die Ver-dauungssäfte.

Fettstühle können die Folge sein

Wenn ein Teil der Bauchspeicheldrüse oder das ganze Organ entfernt wurden, fehlen diese Verdauungsenzyme
teilweise bzw. völlig, und die Spaltung der Nährstoffe ist
unzureichend oder überhaupt nicht mehr gewährleistet.
Ob die Produktion der Verdauungssäfte noch ausreichend
ist, kann durch entsprechende Untersuchungen festgestellt werden. Hinweise auf einen Enzymmangel kann
auch die Stuhlbeschaffenheit geben. Wenn das mit der
Nahrung aufgenommene Fett nicht aufgespalten werden
kann, wird es ausgeschieden. Es kommt dann zu Durchfall mit meist übelriechenden Fettstühlen.

Eine Untersuchung bringt Klarheit, ob noch genügend Ver-dauungssäfte herge-stellt werden.

Eine befriedigende Nährstoff-, insbesondere Fettaufnahme wird durch die Abstimmung von Ernährung und Gabe von Prankreasenzympräparaten erreicht. Meist können 80–100 g Fett pro Tag verdaut werden. Das bedeutet immer noch eine Verminderung der Fettzufuhr, die bei uns durchschnittlich höher liegt. Ist eine völlige Normalisierung der Stuhlfettausscheidung nicht möglich, kann ein teilweiser Ersatz der üblichen Nahrungsfette durch MCT (siehe S. 45) versucht werden. Die mittelkettigen Triglyceride (MCT) werden ohne Lipase verdaut und direkt ins Blut aufgenommen. Bei befriedigender Stuhlfettausscheidung ist auch ein Mangel an fettlöslichen Vitaminen (A, D, E, K) nicht gegeben, anderenfalls müßten auch diese per Injektion gegeben werden.

Bei Störung der Fettverdauung helfen spezielle Fette (MCT).

Zuckerstoffwechsel

Wie kleine Inseln aus andersartigen Zellen liegen zwischen den Pankreaszellen die sogenannten Langerhansschen Inseln. In diesen Zellen entsteht das Hormon Insulin, das für den Abbau und die Aufnahme der Kohlenhydrate verantwortlich ist. Nach einer Entfernung des Pankreasschwanzes und nach totaler Pankreasentfernung tritt daher eine Zuckerkrankheit (Diabetes mellitus) auf, die mit Insulin behandelt werden muß. Dazu ist das Einhalten einer Diabetes-Diät notwendig.

Nach Entfernung der Bauchspeicheldrüse kann Diabetes mellitus entstehen.

Vitamine

Da mit einer gestörten Fettverdauung auch die Aufnahme der fettlöslichen Vitamine A, D, E und K gestört ist, benötigen Patienten mit gestörter Fettverdauung eine Injektion dieser Vitamine. Trotz der beeinträchtigten Fettverdauung sollten Vitamine zusätzlich aufgenommen werden, da ein gewisser Anteil dennoch aufgenommen wird. Bei einer unzureichenden Bauchspeicheldrüsenfunktion kann auch die Resorption des wasserlöslichen Vitamin B12 unzureichend sein. Meist ist hier eine ausreichende Aufnahme durch optimale Enzymsubstitution zu erreichen.

Tips zur Ernährung nach teilweiser oder vollständiger Entfernung der Bauchspeicheldrüse

- Nehmen Sie mehrere kleinere Mahlzeiten (5–7 pro Tag) zu sich.
- Bevorzugen Sie eine leichtverdauliche, fettreduzierte Kost mit ausreichendem Eiweißanteil.
- Können die Fettstühle durch eine Verminderung des Fettes in der Nahrung und eine Zufuhr von Pankreasenzymen nicht beherrscht werden, kann ein Teil der Nahrungsfette durch MCT (mittelkettige Triglyzeride) ersetzt werden.

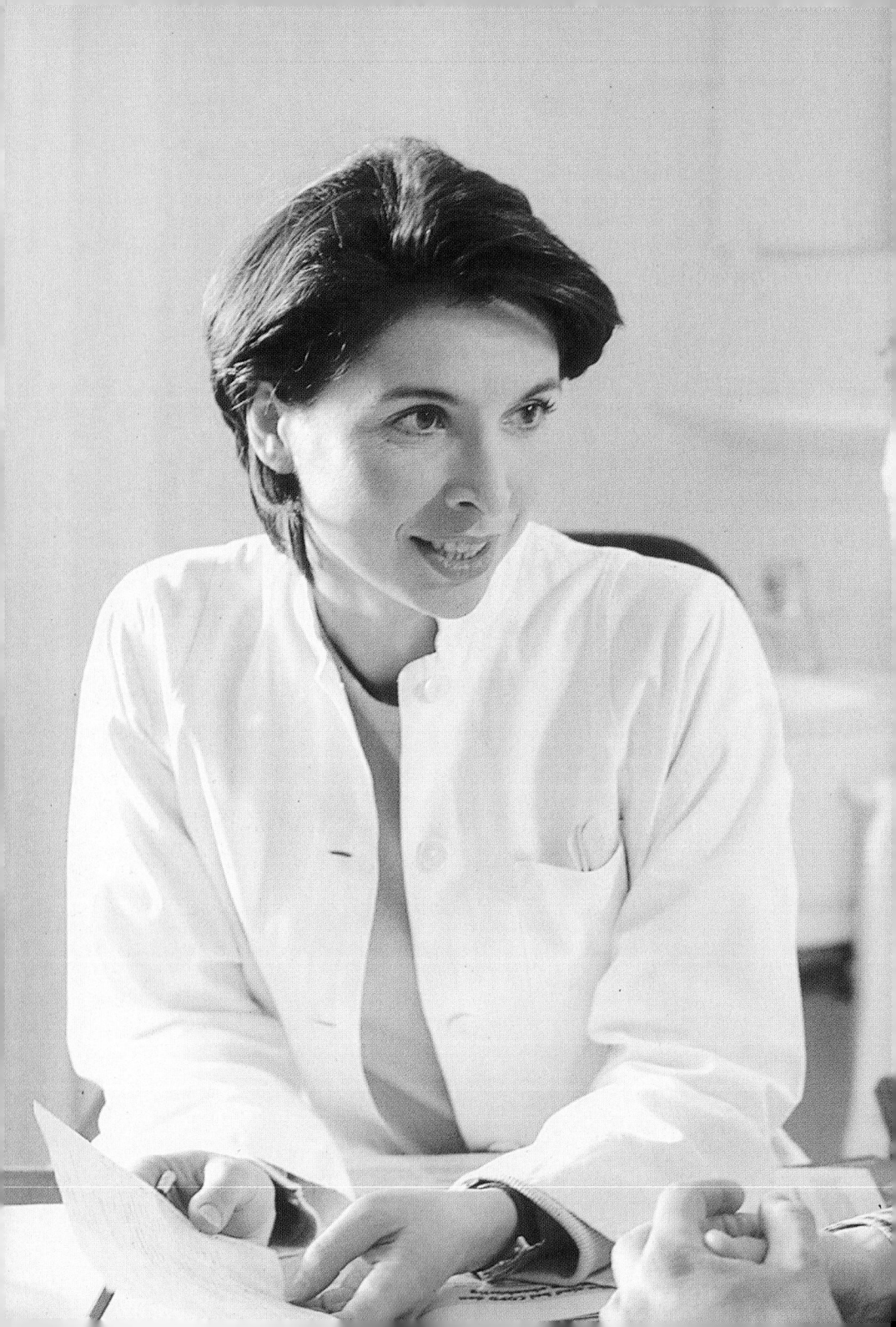

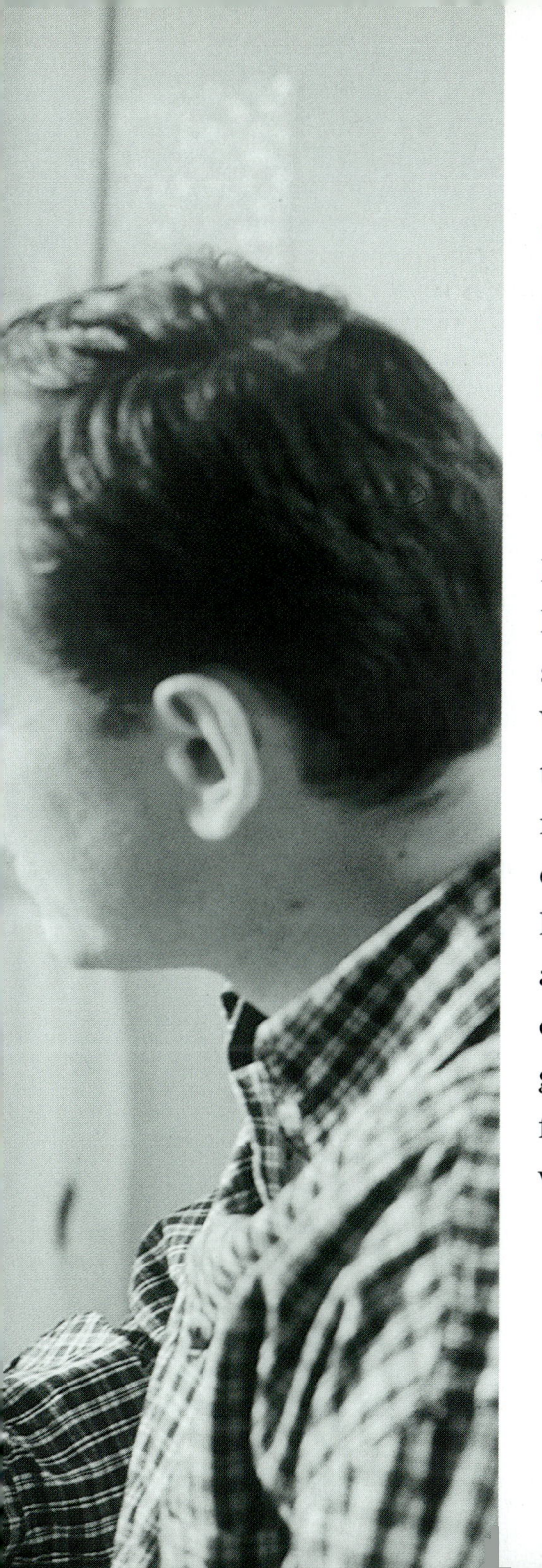

Wenn eine spezielle Kostform notwendig ist

Nicht in allen Phasen der Krebserkrankung können Sie sich mit einer ausgewogenen Vollkost oder mit einer leichten Vollkost ernähren. Während oder zunächst auch nach einer Therapie können spezielle Zubereitungen, manchmal auch eine spezielle Ernährung, eine Diät, notwendig sein. Die gängigsten der speziellen Kostformen stellt dieses Kapitel vor.

Bei Kau- und Schluckbeschwerden kann flüssige oder passierte Kost notwendig sein.

Einige besondere Beschwerden, wie z.B. Kau-, Schluck- oder Verdauungsbeschwerden, machen eine besondere Zubereitungsart der Nahrung notwendig. Beispiel sind die passierte Kost, bei der die Mahlzeit in breiiger Form gegeben wird, oder die flüssige Ernährung. Gerade bei speziellen Zubereitungen der Nahrung kann eine ausreichende Versorgung mit Mikronährstoffen nicht mehr gewährleistet sein, so daß Vitamine, Mineralstoffe und Spurenelemente zusätzlich eingenommen werden müssen.

In manchen Fällen ist eine spezielle Diät notwendig. Sie dient zur Behandlung eventuell zusätzlich bestehender Krankheitsbilder, z.B. auch dann, wenn ein bestimmter Nahrungsinhaltsstoff nicht mehr vertragen wird. Beispiele sind die milchzuckerreduzierte oder die ballaststoffarme Diät.

Nachfolgend ist eine Auswahl besonderer Kostformen und Diäten zusammengestellt:

- Flüssige Kost (klar flüssig, erweitert flüssig)
- Streng passierte, erweitert passierte Kost
- Ballaststoffarme Kost
- Milchzuckerarme (laktosearme) Kost
- Künstliche Ernährung
- Formuladiäten

Flüssige Kost

Eine flüssige Zubereitungsform der Kost empfiehlt sich dann, wenn keine feste Nahrung gegessen werden kann. Dies ist der Fall bei einer Behinderung der Nahrungsaufnahme und Nahrungspassage durch Erkrankungen im Mund-Rachen-Speiseröhren- und Bauchbereich, Entzündungen im Mund- und Rachenbereich, Störungen (z.B. einer Verminderung) der Speichelsekretion wie auch nach längerer Nahrungskarenz, z.B. nach einer Operation, als eine Stufe im langsamen Kostaufbau.

Grundsätzlich kann man 2 Formen einer flüssigen Kost unterscheiden.

Klar flüssige Kost
Bei einer klar flüssigen Kost besteht die Ernährung je nach Verträglichkeit ausschließlich aus Gemüse- und Obstsäften, Geleedesserts (Götterspeise) sowie aus klaren Brühen und Suppen, die aus Fleisch und Gemüse zubereitet werden. Zur Energieanreicherung kann Maltodextrin 19, ein farb- und geschmackloses Pulver, zugegeben werden. Manchmal werden auch Suppeneinlagen wie feine Nudeln, Reis, Grieß oder sehr weiche Backerbsen vertragen. Eine klar flüssige Kost ist keine vollwertige Ernährung. Vitamine, Mineralstoffe und Spurenelemente müssen substituiert werden.

Erweiterte flüssige Kost
Anders ist es mit einer erweiterten flüssigen Kost. Da hier Milch, Milchprodukte wie Sahne, Getreide, Eier, Fette und Öle verwendet werden, kann die Ernährung bedarfsgerechter und ausgewogener zubereitet werden. Besonders günstig ist es, Formuladiäten, die auch Vitamine und Spurenelemente enthalten, als Zwischenmahlzeiten einzuplanen (siehe S. 82).

Tageskostbeispiel für eine erweitert flüssige Kost

Frühstück:	Kaffee mit Zucker und Kondensmilch 1/4 l Kakaogetränk 1 Portion Milchsuppe (mit Maltodextrin 19)
Zwischenmahlzeit:	1/4 l Milch oder ähnliches 200 ml Fruchtsaft 1 Portion Fleischbrühe
Mittagessen:	verschiedene Suppen aus Getreide, Fleisch oder Ei, Gemüse, Sahne, Margarine
Zwischenmahlzeit:	Formuladiät
Abendessen:	Tee mit Zucker, Suppe (Zutaten siehe Mittagessen), 200 ml Saft
Spätmahlzeit:	Formuladiät

Streng passierte und erweitert passierte Kost

Fast alle Lebensmittel können passiert werden.

Sobald Sie wieder festere Kost vertragen, kann zu einer passierten Kostform übergegangen oder diese auch mit der erweitert flüssigen Kost kombiniert werden. Die Bezeichnung passierte Kost will deutlich machen, daß im Grunde nahezu alle Lebensmittel, nur in passierter Form, gegessen werden können. In der streng passierten Kost sind alle Lebensmittel und Speisen fein püriert. Bei der erweitert passierten Kost können weiche Speisen und z.B. auch Brot ohne harte Rinde unpüriert gegessen werden. Die Einsatzgebiete dieser Kostform entsprechen denen der flüssigen Kost. Mit einer passierten Kost kann eine

ausreichende Energie- und Nährstoffzufuhr erreicht werden. Optimal ist auch hier eine Ergänzung durch Formuladiäten und Supplemente.

Die folgenden Tageskostbeispiele zeigen, wie eine streng
passierte bzw. eine erweitert passierte Kost zusammengestellt sein können.

● **Tab. 12: Beispiel für eine streng passierte und erweitert passierte Kost mit jeweils 2000 kcal**

Mahlzeit	streng passiert	erweitert passiert
Frühstück	Kaffee mit 5 g Zucker und 13 g Kondensmilch 4 % Fett 1 Portion Brei 150 g Kompott	Kaffee mit 5 g Zucker und 13 g Kondensmilch 4 % Fett 75 g Weißbrot 15 g Butter 20 g Konfitüre oder Honig Käse oder Wurst oder Quark
Zwichenmahlzeit	z.B. 150 g Joghurt	z.B. 150 g Joghurt
Mittagessen	1 Portion Suppe 100 g Fleisch, Bratensoße 150 g Gemüse Kochfett: 10 g 1 Portion Kartoffelbrei Pudding	1 Portion Suppe 100 g Fleisch, Bratensoße 150 g Gemüse Kochfett: 10 g 1 Portion Kartoffelbrei oder Reis oder Teigwaren Pudding
Zwischenmahlzeit	Formeldiät	Kaffe mit 5 g Zucker und 13 g Kondensmilch 4 % Fett 1 Stück Kuchen oder Gebäck
Abendessen	Tee mit 5 g Zucker 1 Portion Suppe 1 Portion Brei 150 g Kompott	Tee mit 5 g Zucker 75 g Weißbrot 15 g Butter 50 g Wurst 20 g Käse 150 g Kompott

Ballaststoffarme Kost

Bei Verengungen im Magen-Darmtrakt, bei unzureichender Verdauung und Aufnahme von Nährstoffen sowie Durchfall z.B. nach einer Chemotherapie und/oder Bestrahlung kann eine ballaststoffarme Kost erforderlich sein. Auch im Anschluß an eine enterale Ernährung über eine Sonde vor Umstellung auf eine Vollkost ist zur allmählichen Gewöhnung an eine normale Kost eine Reduzierung der Ballaststoffe empfehlenswert.

Ballaststoffarme Kost enthält meist zuwenig Vitamine und Mineralstoffe.

Eine ballaststoffarme Kost enthält weniger als 10 g Ballaststoffe pro Tag. Wegen des unzureichenden Vitamin- und Mineralstoffgehaltes (Magnesium, Kalium, Calcium, Zink, Vitamine B_1, B_2, B_6, C, E, D und Folsäure) müssen, wird sie über längere Zeit angewendet, diese Vitamine und Mineralstoffe substituiert werden. Die Magnesium- und Calciumzufuhr kann durch die Auswahl eines entsprechenden Mineralwassers evtl. normalisiert werden.

Ballaststoffarme Lebensmittel

- Brot und Nährmittel (Nudeln) aus Weißmehl, polierter Reis
- Backwaren aus Weißmehl, z.B. Sandkuchen, Streuselkuchen, Bisquittortenböden, Butterkuchen, Butterkekse
- Gemüse: bis max. 2,0 g Gesamtballaststoffe pro 100 g enthalten: Auberginen, Blattsalat, Blattspinat, Bleichsellerie, Blumenkohl, Bohnen, Brokkoli, Brunnenkresse, Chicorée, Chinakohl, Eisbergsalat, Endiviensalat, Feldsalat, Gurken, Kartoffeln, Kürbis, Kohlrabi, Portulak, Radieschen, Rettich, Rote Bete, Rotkohl, Sauerkraut, Spargel, Tomaten (geschält), Weißkohl, Zucchini, Zuckererbsen, Zuckermais
- Obst: bis 1,5 g Gesamtballaststoffe pro 100 g enthalten: Ananas, Granatapfel, Grapefruit, Melonen, Passionsfrucht, Sauerkirschen, Weintrauben; alle Fruchtsäfte

Tageskostbeispiele für eine ballaststoffarme Kost

	kcal	Bst g
Frühstück		
45 g Brötchen (Semmeln, 1 Stück)	114	1,4
40 g Weißbrot (1 Scheibe)	95	1,4
15 g Margarine (reich an mehrfach ungesättigten Fettsäuren, 3 TL)	112	
20 g Blütenhonig	60	
20 g Erdbeerkonfitüre	47	
Zwischenmahlzeit		
50 g Apfelmus	40	
150 g Joghurt, fettarm, mit 1,5 % Fett	80	
Mittagessen		
Hühnerbrust mit Nudeln und Gurkensalat:		
150 g Huhn, Brust	164	
10 g Sonnenblumenöl (1 EL)	93	
60 g Eierteigwaren (Nudeln)	217	2,0
150 g Gurke (Salatgurke)	18	1,4
10 g Sonnenblumenöl (1 EL)	93	
10 ml Zitronensaft, frisch gepreßt (1 EL)	3	
Salz, Pfeffer, Petersilie		
150 g Flammeri Vanille	163	0,0
Zwischenmahlzeit		
150 g Apfelsaft Handelsware (1 Glas)	70	
Abendessen		
40 g Brötchen (Semmeln, 1 Stück)	102	1,2
40 g Weißbrot (1 Scheibe)	95	1,4
15 g Margarine (reich an mehrfach ungesättigten Fettsäuren, 3 TL)	112	
30 g Salami, deutsche	165	
30 g Edamerkäse, 30 % Fett i. Tr. (1 Scheibe)	80	
	1922	**8,8**

Eiweiß 80 g (17 %), Kohlenhydrate 213 g (46 %), Fett 76 g (37 %), Bst = Ballaststoffe

Milchzucker-(Laktose-)reduzierte Kost

Bei Milchzuckerunverträglichkeit führt der Genuß milchzuckerenthaltender Lebensmittel zu Blähungen und Durchfall.

Ursache einer Milchzuckerunverträglichkeit ist ein teilweiser oder vollständiger Mangel der Laktase, des milchzuckerspaltenden Enzyms der Dünndarmschleimhaut. Bei verminderter oder fehlender Aktivität kann der Zweifachzucker Milchzucker (Laktose) nicht in die beiden Bausteine, die Einfachzucker Glukose und Galaktose, aufgespalten und dann resorbiert werden. Laktose gelangt so in tiefere Dickdarmabschnitte und wird von den dort ansässigen Bakterien zu Milchsäure, Essigsäure, Wasserstoff, Kohlendioxyd und Methan abgebaut. Der dadurch gesteigerte osmotische Druck und nachfolgende Wassereinstrom in das Darmlumen sowie die darmbewegungsfördernde Wirkung der organischen Säuren führen zu Durchfall, krampfartigen Bauchschmerzen und Blähungen.

Man unterscheidet einen primären, angeborenen Laktasemangel und einen sekundären, als Folge einer Schleimhautschädigung des Dünndarmes im Rahmen einer anderen Erkrankung entstandenen Laktasemangel. Auch nach Entfernung des Magens besteht häufig eine Milchzuckerunverträglichkeit.

Das Ausmaß der Milch(zucker)-verträglichkeit muß individuell getestet werden.

Die Ausprägung einer Laktoseintoleranz ist von Patient zu Patient unterschiedlich. Jeder muß daher seine Verträglichkeit individuell ermitteln. Eine laktosearme Diät, die noch 5–10 g Milchzucker enthält, wird von den meisten Patienten ohne Beschwerden vertragen. Eine milchzuckerfreie Diät mit maximal 1 g Milchzucker bedeutet eine erhebliche Einschränkung.

Praxistip

Meiden Sie folgende Lebensmittel

Milch, Milchprodukte Milch, Trockenmilch und alle daraus hergestellten Produkte wie Mixgetränke, Kakao, Pudding, Süßspeisen, Kondensmilch, Kaffeeweißer, Sahne, Kaffeesahne, Sauerrahm, Crème Fraîche, Molke, Molkenpulver, Eiweißkonzentrate, Sauermilchprodukte mit und ohne Frucht (Buttermilch, Dickmilch, Kefir, Joghurt), Kochkäse, Speisequark, Hüttenkäse, Schmelzkäse- und Käsezubereitungen

Hart-, Schnitt-, Weich- und Sauermilchkäse sind praktisch laktosefrei und können somit eingesetzt werden. Bei den Sauermilchprodukten wird Naturjoghurt (nicht wärmebehandelt), trotz des relativ hohen Milchzuckergehalts häufig gut toleriert, da die zur Herstellung benutzten Bakterienstämme den Magen passieren und im Darm noch erhebliche Mengen an Milchzucker abbauen können. Das Joghurt darf daher nicht wärmebehandelt sein.

Käse und Naturjoghurt wird meist gut vertragen.

Süßwaren Milchschokolade, Sahnebonbons, Karamelbonbons, süße Riegel, Milch- und Sahneeis, Nougat, Pralinen, Nuß-Nougat-Creme

Obst und Gemüse vorgefertigte Gemüsegerichte in Dosen und tiefgekühlt

Fleisch und Wurstwaren Fleisch- und Wurstkonserven sowie tiefgefrorene Gerichte, Brühwürste, Leberwurst und vor allem fettreduzierte Wurst können Milchzucker enthalten. Wegen der geringen Mengen brauchen Sie auf diese Produkte in der Regel allerdings nur bei laktose*freier* Kost zu verzichten.

Sonstiges Kleieprodukte, Süßstoffe und Medikamente enthalten oft Laktose

Für **Fette und Öle** besteht keine Beschränkung.

151

Achten Sie bei Fertig-produkten auf die Zutatenliste.

Bei nicht frisch hergestellter Ware empfiehlt es sich, die Zutatenliste zu beachten. Hier sind folgende Begriffe Anlaß zur Vorsicht: Milch, Milchzucker, Laktose, Magermilchpulver, Molke, Molkenpulver.

Als Ersatz für Milch können Sojadrinks, Sojaquark (Tofu), pflanzlicher Kaffeeweißer sowie Säuglingsmilch auf Sojabasis, z.B. Humana SL, eingesetzt werden. Sie können auch versuchen, eine laktosefreie Milch zu bekommen, die teilweise (z.B. in der Schweiz) im Handel ist.

● Tab. 13: Laktosegehalt von Milch und Milchprodukten

Lebensmittel, jeweils 100 g	Lactosegehalt in g
Trinkmilch (Frischmilch)	4,8–5,0
Milchmixgetränke	4,4–5,4
(Schoko, Mokka, Vanille, Erdbeer, Banane, Himbeer, Nuß)	
Dickmilch	3,7–5,3
Frucht-Dickmilch	3,2–4,4
Joghurt	3,7–5,6
Joghurtzubereitungen	3,5–6,0
Kefir	3,5–6,0
Buttermilch	3,5–4,0
Sahne, Rahm (süß, sauer)	2,8–3,6
Crème Fraîche	2,0–2,4
Crème double	4,5
Kaffeesahne 10–15 % Fett	3,8–4,0
Kondensmilch 4–10 % Fett	10,8–12,5
Butter	0,6–0,7
Butterschmalz	–
Milchpulver	38,0–51,5
Molke, Molkegetränke	3,5–5,2
Desserts (Fertigprodukte: Cremes, Pudding, Milchreis, Grießbrei)	2,8–6,3
Eiscreme (Milch-, Frucht-, Joghurteis)	5,1–6,9
Sahneeis	1,9
Magerquark	4,1
Speisequark, 10–40 % Fett i.Tr.	2,0–3,8
Schichtkäse, 10–50 % Fett i.Tr.	2,9–3,8
Hüttenkäse, 20 % Fett i.Tr.	3,0

Fortsetzung Tabelle 13

Lebensmittel, jeweils 100 g	Lactosegehalt in g
Frischkäsezubereitungen, 10–70 % Fett i.Tr.	2,0 – 3,8
Schmelzkäse, 10–70 % i.Tr.	2,8–6,3
Käsefondue (Fertigprodukt)	1,8
Käsepastete (Schmelzkäsezubereitung 50 % Fett i.Tr.)	4,4
Kochkäse, 0–45 % Fett i.Tr.	3,2 – 3,9
Emmentaler, Bergkäse, Berghofkäse, Reibkäse, Parmesan, Alpkäse, Edamer, Gouda, Tilsiter, Stauferkäse, Steppenkäse, Trappistenkäse, Appenzeller, Backsteiner, Brie, Camembert, Weichkäse, Weinkäse, Weißlacker, Chester, Edelpilzkäse, Schafskäse, Havarti, Jerome, Limburger, Romadur, Mozzarella, Münsterkäse, Raclette, Räucherkäse, Sandwich-Käsepastete, Bad Aiblinger Rahmkäse, Butterkäse, Esrom, Sauermilchkäse (Harzer, Mainzer, Handkäse)	weniger als 0,1 g Lactose

Quelle: Renner, E., A. Renz-Schauen: Nährwerttabellen für Milch und Milchprodukte. B. Renner, Gießen 1994

Bei konsequent eingehaltener laktosearmer Kost liegt die mittlere tägliche Calciumzufuhr bei ca. 300 mg. Die empfohlene tägliche Calciumzufuhr liegt demgegenüber für Kinder über 9 Jahre und Jugendliche bei 1300 mg pro Tag, für Erwachsene mittleren Alters bei 1000 mg pro Tag. Männer und Frauen über 50 Jahre sollten täglich 1200 mg Calcium aufnehmen, um den altersbedingten Abfall der Calciumaufnahme im Darm auszugleichen.

Ist das Calciumdefizit nicht durch den Einsatz eines calciumreichen Mineralwassers, evtl. auch calciumangereicherter Fruchtsäfte auszugleichen, ist eine medikamentöse Substitution notwendig. Wird wegen des geringen Laktosegehaltes Käse vertragen, so gelingt ein Ausgleich des Defizits leicht.

Bei (weitgehendem) Verzicht auf Milchprodukte kann die Calciumaufnahme kritisch werden.

● Tab. 14: Calciumgehalt laktosearmer Käsesorten

Käsesorten, je 60 g (entspricht ca. 2 Scheiben)	Calciumgehalt in mg
Brie, 50 % Fett i.Tr. (Rahmbrie)	240
Butterkäse, 50 % Fett i.Tr.	416
Edamer, 45 % Fett i.Tr.	407
Emmentaler, 45 % Fett i.Tr.	612
Gouda, 45 % Fett i.Tr.	492
Münsterkäse, 45 % Fett i.Tr.	186
Tilsiter, 45 % Fett i.Tr.	515
Mozzarella	242
Ziegenkäse, 45 % Fett i.Tr.	258

Künstliche Ernährung

»Künstliche Ernährung« bedeutet, daß die Nahrungsaufnahme nicht auf natürlichem Wege durch den Mund erfolgt. Während einer Krebsbehandlung kann es Phasen geben, in denen diese natürliche Ernährung vorübergehend ganz oder teilweise nicht möglich ist. Eine Indikation besteht immer dann, wenn der Patient nicht essen kann, darf oder will. Ursachen können Kau- oder Schluckbeschwerden sein, nach einer Operation im Mund-, Rachen- oder Magen-Darmbereich, bei unzureichender Verdauung und Aufnahme der Nahrung oder auch bei Verengungen oder einem Verschluß im Bereich von Speiseröhre, Magen und Darm.

Wenn Sie nicht essen können oder dürfen, muß meist künstlich ernährt werden.

Eine »künstliche Ernährung« kann auf zwei Arten erfolgen. Man unterscheidet eine »enterale« und eine »parenterale« Ernährung.

Unter **enteraler Ernährung** versteht man die Nahrungszufuhr über eine Magen- oder Dünndarmsonde. Die Sonde kann über die Nase, den Rachen oder die Bauchdecke eingeführt werden. Bei einer über eine längere Zeit notwendigen enteralen Ernährung wird man den Zugang durch die Bauchdecke wählen. Unter **parenteraler Ernährung** versteht man die Nährstoffzufuhr über die Venen mittels Infusionen.

Welche Form einer künstlichen Ernährung angewandt wird, hängt von der Funktionstüchtigkeit des Magen-Darmtraktes ab. Wenn dieser durch einen Tumor verschlossen ist, die Nahrung nicht verdaut und aufgenommen werden kann, oder bei einem schlechten Ernährungszustand wegen einem über lange Zeit notwendigen Nahrungsverzicht wird die parenterale Ernährung die bevorzugte Ernährungsform sein. Wann immer möglich, wird die enterale Ernährung bevorzugt, denn sie ahmt die physiologische Ernährung nach und beansprucht den Magen-Darmtrakt, was für dessen Funktion sehr wichtig ist.

Wenn möglich, wird der Arzt die enterale Ernährung bevorzugen.

Außerdem ist sie wesentlich einfacher durchzuführen und nicht zuletzt auch billiger. Beide künstliche Ernährungsformen sind auch als Ergänzung zur natürlichen, sogenannten oralen Nahrungsaufnahme möglich und können auch als »heimenterale« und »heimparenterale« Ernährung zu Hause durchgeführt werden.

Enterale Ernährung mit Formuladiäten

Zur enteralen Ernährung werden industriell hergestellte Formuladiäten, auch als Formeldiät oder bilanzierte Diät bezeichnet, verwendet. Der Vorteil dieser Formuladiäten besteht darin, daß sie Diäten mit exakt definierter Zusammensetzung sind, d.h., man weiß genau, wieviel an einzelnen Nährstoffen, Vitaminen, Mineralstoffen und Spurenelementen in der Packung, die man in der Hand hält, enthalten sind, was man bei einem Lebensmittel nie genau weiß. Formeldiäten werden nicht nur zur künstlichen enteralen Ernährung eingesetzt, sondern können auch im Rahmen einer natürlichen Ernährung zusätzlich als Trinknahrung gegeben werden und können so eine unzureichende orale Energie- und Nährstoffaufnahme verbessern.

Bei Formuladiäten ist der Nährstoffgehalt exakt festgelegt.

Eine parenterale Ernährung wird mit Infusionen, die alle lebensnotwendigen Nährstoffe enthalten, durchgeführt. Die notwendige Zusammensetzung wird je nach Bedarf des Patienten individuell, auch im Hinblick auf unterschiedliche Bedürfnisse zusammengestellt.

Formuladiäten

Formuladiäten sind, wie bereits erwähnt, Diäten mit exakt festgelegter Zusammensetzung, die jederzeit entsprechend ihrer Definition erneut hergestellt werden können. Formuladiäten werden oral zur Nahrungsergänzung und außerdem bei der enteralen Ernährung als Sondenernährung eingesetzt. Die Herstellung der Formuladiäten erfolgt heute fast ausschließlich industriell. Formuladiäten kommen meist in pulvriger oder flüssiger Form in den Handel und werden in den verschiedensten Zusammensetzungen und Geschmacksvarianten angeboten.

Eingeteilt werden die Formuladiäten in vollbilanzierte, bedarfsdeckende Diäten sowie in ergänzende Diäten, auch Supplemente genannt. Vollbilanzierte Diäten können eine natürliche Ernährung ganz ersetzen, man kann sich mit ihnen also über Monate und Jahre ausgewogen ernähren. Mit den ergänzenden Diäten ist eine vollwertige Ernährung nicht möglich, da sie nicht alle essentiellen Nährstoffe im notwendigen Verhältnis enthalten. Sie sollen ein Energie-, Nährstoff- oder Wirkstoffdefizit ausgleichen oder einem Mehrbedarf gerecht werden.

Unter den vollbilanzierten Diäten unterscheidet man nährstoffdefinierte Diäten (NDD) sowie chemisch definierte Diäten (CDD), auch Elementardiäten genannt. Die chemisch definierten Diäten haben die ersten Astronauten als Nahrung mit auf ihre Reise bekommen.

Formuladiäten für die ausschließliche oder auch die ergänzende Ernährung werden in unterschiedlicher Zusammensetzung angeboten. So kann jeder für sich geeignete Präparate finden. Anschließend finden Sie eine Auswahl derzeit verfügbarer Präparate. Sicher kennen Sie schon einige von Ihrem Krankenhausaufenthalt. Wenn Sie bezüglich einer Auswahl unsicher sind, versuchen Sie einfach unterschiedliche Präparate mit unterschiedlichen Geschmacksrichtungen und suchen so das für Sie geeignete Präparat aus.

> Formuladiäten sind als Pulver oder Flüssigkeit mit unterschiedlichem Geschmack erhältlich.

● **Tab. 15: Auswahl an Formuladiäten**

Produkt	Hersteller	Packungsgröße	Geschmacks-richtung	Besonder-heiten
Nahrungsergänzung (Supplemente)				
Liquisorb kal	Pfrimmer Nutricia	200 ml Packung	Pfirsich-Orange, Waldfrucht	glutenfrei, natriumarm
NutriVital Trunk	Braun Melsungen	200 ml Flasche	Schoko, Vanille,	gluten- und laktosefrei
Resource Energy Drink	Novartis Nutrition	200 ml Combi-bloc	Aprikose, Schoko, Vanille	glutenfrei
Energiereiche Nahrungsergänzung				
Maltodextrin 19	SHS-Gesellschaft	1,25 kg Packung 100 g	Neutral	gluten-, lactose-, galactose, saccharosefrei, streng natriumarm
Eiweißreiche Nahrungsergänzung				
Clinutren Fruit	Nestlé Clinical Nutrition	200 ml Cup	Orange, Grape-fruit, Birne, Kirsche, Himbeere, Schwarze Johannis-beere	glutenfrei
Fortimel	Pfrimmer Nutricia	200 ml Tetrabrik	Vanille, Kakao, Erdbeer, Wald-frucht, Mokka, Aprikose	glutenfrei, natriumarm
Fresenius Eiweiß-konzentrat	Fresenius	425 g Dose 10 g	Neutral	
Meritene	Novartis Nutrition	65 g Beutel 400 g Dose 1300 g Dose	Schokolade, Vanille, Erdbeere, Eierlikör	glutenfrei
Protein 88	Novartis Nutrition	750 g Dose	Neutral	natriumarm, mit Vitaminen angereichert

Fortsetzung Tabelle 15

Produkt	Hersteller	Packungsgröße	Geschmacks-richtung	Besonder-heiten
Eiweißreiche Nahrungsergänzung				
Proten plus	Fresenius	200 ml Tetrabrik	Vanille, Erdbeer, Noisette	gluten-, lacto-se- und fructo-sefrei, natriumarm
Ballaststoffreiche Nahrungsergänzung				
Orastel Mix	Nestlé Clinical Nutrition	300 g Glas	Risi-Bisi m. Schin-ken, Rindfleisch in Rahmbrokkoli, Nu-deltopf m. Rind-fleisch u. Karotten, Schweinefleisch napolitanisch, See-lachsfilet in Creme-gemüse	
Standard-Formula-Diäten ohne Ballaststoffe				
Biosorb Drink	Pfrimmer Nutricia	500 ml Flasche	Erdbeer, Banane, Vanille, Kakao, Mokka, Neutral	gluten- und lactosefrei
Dilsana	Milupa	50 g Beutel	Schoko, Kaffee, Vanille, Waldbeere	glutenfrei
Ensure	Abbott	200 ml Dose 500 ml Flasche (nur Vanille)	Pilz, Spargel, Huhn, Kaffee, Schoko-lade, Vanille, Nuß	gluten- und lactosefrei
Fresubin	Fresenius	200 ml Tetrabrik 500 ml Flasche	Vanille, Cassis, Nuß, Schokolade, Pfirsich, Neutral	gluten- und lacotsefrei, natriumarm Mokka mit Coffein
Nutricomp Standard	Braun Melsungen	200 ml Flasche 500 ml Flasche	Schoko, Banane, Neutral, Karamel, Vanille	gluten- und lactosefrei, mit Omega-3-Fett-säuren

Fortsetzung Tabelle 15

Produkt	Hersteller	Packungsgröße	Geschmacks-richtung	Besonder-heiten
Standard-Formula-Diäten ohne Ballaststoffe				
Nutrodrip Standard	Novartis Nutrition	500 ml Flasche	Neutral, Vanille, Schoko, Kaffee	gluten- und lactosefrei
Palenum	Mead Johnson	500 g Dose, 50 g-Portionen	Vanille, Schokolade, Himbeer, Cappuccino	glutenfrei
Salvimulsin Standard	Nestlé Clinical Nutrition	200 ml Flasche 500 ml Flasche	Neutral, Vanille, Kakao, Banane, Kaffee	gluten- und lactosefrei
Formula-Diäten mit Ballaststoffen				
Bioplus	Pfrimmer Nutricia	200 ml Packung	Vanille, Erdbeer, Chamignon, Spargel	glutenfrei, energiereich
Enrich	Abbott	200 ml Flasche 500 ml Flasche (nur Vanille)	Vanille, Schokolade	gluten- und lactosefrei, natriumarm
Fresenius Energan plus	Fresenius	200 ml Tetrabrik	Erdbeere, Milchkaffee, Schokolade	gluten- und lactosefrei, energiereich
Nutricomp Standard mit Ballaststoffen	Braun Melsungen	200 ml Flasche 500 ml Flasche	Vanille, Neutral, Nuß	gluten- und lactosefrei, mit Omega-3-Fettsäuren
Nutrodrip Faser	Novartis Nutrition	250 ml Flasche 500 ml Flasche	Toffee	gluten- und lactosefrei
Salviplus	Nestlé Clinical Nutrition	200 ml Flasche 500 ml Flasche	Multifrucht, Neutral	gluten- und lactosefrei

Fortsetzung Tabelle 15

Produkt	Hersteller	Packungsgröße	Geschmacks-richtung	Besonder-heiten
Energiereiche Formula-Diäten				
Biosorb Energie	Pfrimmer Nutricia	200 ml Packung	Neutral, Vanille, Mokka, Orange, Erdbeer, Tropical, Banane	gluten- und lactosefrei
Clinutren 1,5	Nestlé Clinical Nutrition	200 ml Cup	Vanille, Schoko-lade, Banane, Aprikose, Erdbeere, Himbeere	
Ensure plus Drink	Abbott	200 ml Tetra Pack	Vanille, Banane, Erdbeer, Schwarze Johannisbeere, Kakao, Waldfrucht, Himbeer, Orange, Kaffee	glutenfrei-, purin- und lactosefrei, natriumarm
Fresenius Energan	Fresenius	200 ml Tetrabrik	Vanille, Erdbeer, Cassis, Ananas, Sahne-Karamel	gluten- und lactosefrei, natriumarm

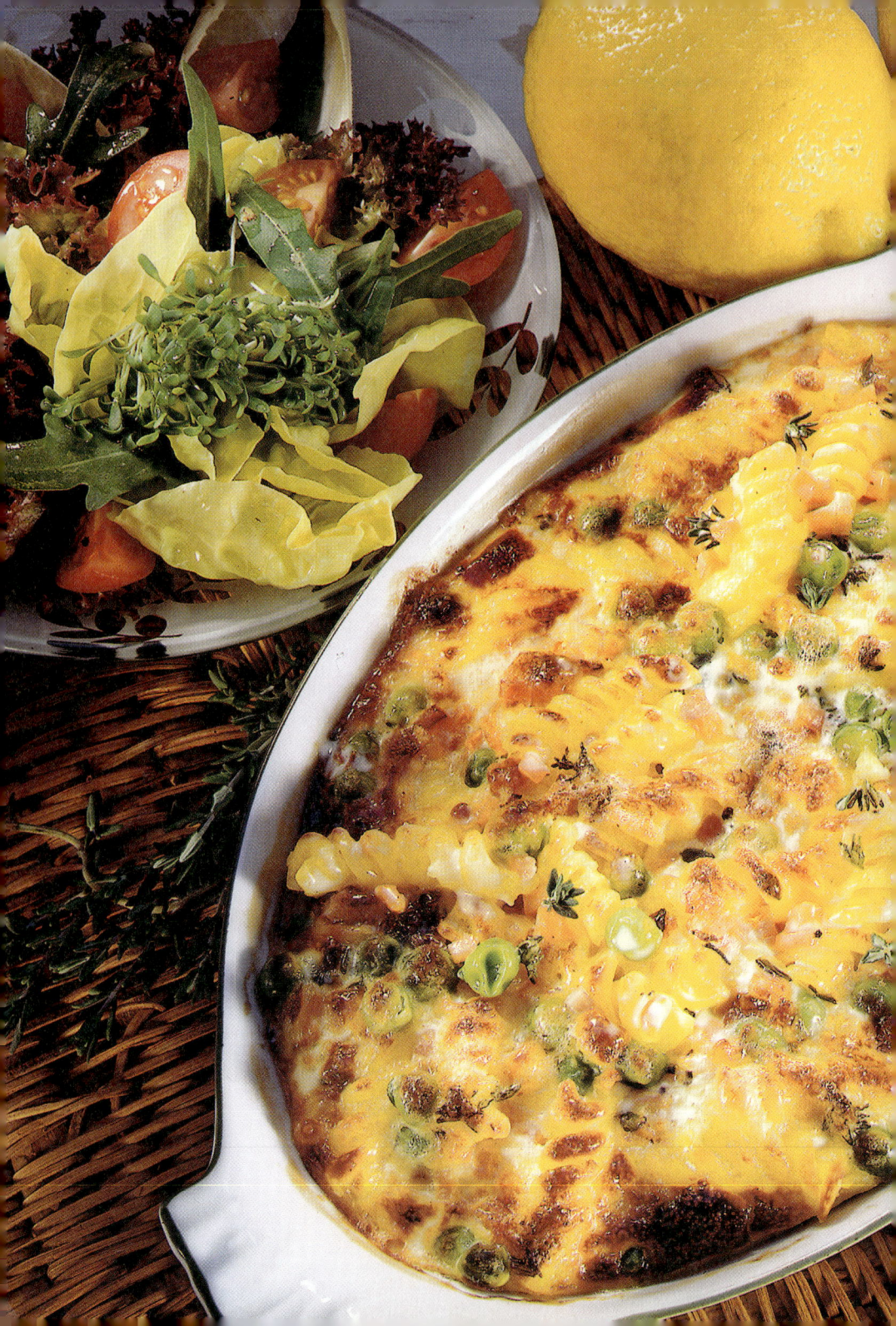

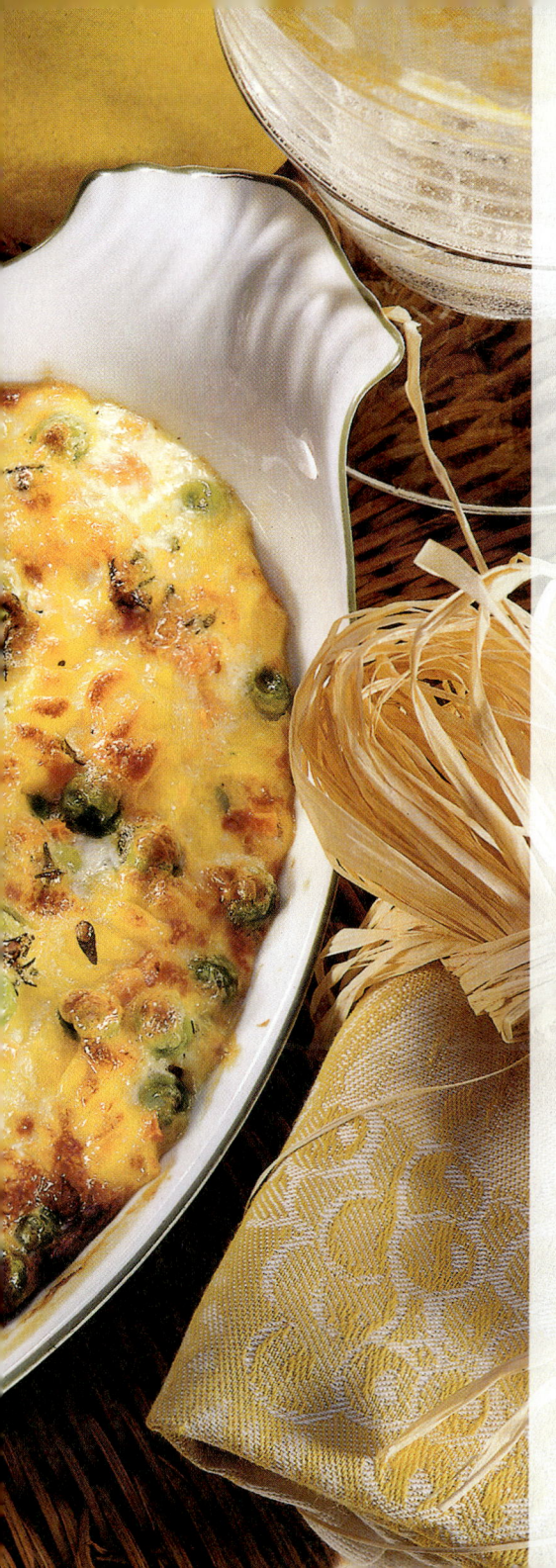

Bekömmliche und leckere Rezepte

Das folgende Kapitel bietet Ihnen 23 bekömmliche und leckere Rezepte. Neben Hauptgerichten und Salaten finden Sie auch cremige Suppen, Gemüsepürees und Energiedrinks, die Sie trotz Beschwerden problemlos essen können. Oder haben Sie vielleicht Appetit auf eine Süßspeise?

Suppen

● Suppen sind ideale Zwischen- oder auch Hauptmahlzeiten bei Kau- und Schluckbeschwerden. Besonders in der kalten Jahreszeit tut eine wärmende Suppe gut. Gemüsesuppen schmecken in zahlreichen Varianten und lassen sich durch Kartoffeln oder Vollkornmehl leicht und bekömmlich andicken. Lassen Sie Ihre Suppe nicht lange sprudelnd kochen, sondern nur kurze Zeit leicht köcheln – so schonen Sie Vitamine und Mineralstoffe. Das Gemüse kann ruhig noch etwas Biß haben, insbesondere wenn die Suppe anschließend püriert wird.

Grundrezept

Cremesuppe

● **Zutaten für 1 Person**

1	Ei oder
30 g	püriertes Fleisch
160 g	Kartoffeln oder
30 g	Vollkorngetreidemehl oder
30 g	Cremesuppenpulver
1 EL	Margarine
120 g	Gemüse nach Jahreszeit
50 ml	Milch
1 EL	Sahne
300 ml	Gemüse- oder Fleischbrühe
	Salz, Muskat, evtl. Kräuter

Nährstoffgehalt pro Person

325 kcal
16 g Kohlenhy.
14 g Eiweiß
16 g Fett
5 g Ballastst.

● Die Kartoffeln und das Gemüse in der Brühe garkochen. Die restlichen Zutaten dazugeben und alles fein pürieren. Nach Belieben würzen.

Kartoffelrahmsuppe mit Champignons

● **Zutaten für 4 Personen**

140 g	mehlige Kartoffeln
300 ml	klare Hühnerbrühe
100 g	Champignons
2	Stengel Petersilie
65 g	Butter
	Salz, Pfeffer aus der Mühle, 1 Prise Zucker
125 ml	Sahne

Nährstoffgehalt pro Person

250 kcal
  8 g Kohlenhy.
  2 g Eiweiß
  24 g Fett

Verwendete Abkürzungen
EL = Eßlöffel
TL = Teelöffel
ML = Meßlöffel

● Kartoffeln schälen, waschen und in etwa 1cm dicke Scheiben schneiden. In der Brühe weichkochen.

● In der Zwischenzeit Champignons putzen und in Scheiben schneiden. Mit 1 EL Butter andünsten. Mit Salz, Pfeffer und Zucker abschmecken.

● Die weichgekochten Kartoffeln mit einem Schneebesen in der Brühe durchschlagen. Sahne zufügen und alles heiß rühren, aber nicht mehr kochen lassen. Mit dem Pürierstab des Handrührgerätes die Suppe aufschlagen und die restliche Butter in kleinen, eiskalten Flöckchen hinzufügen.

● Die Pilze zur Suppe geben. Mit gezupfter Petersilie garnieren.

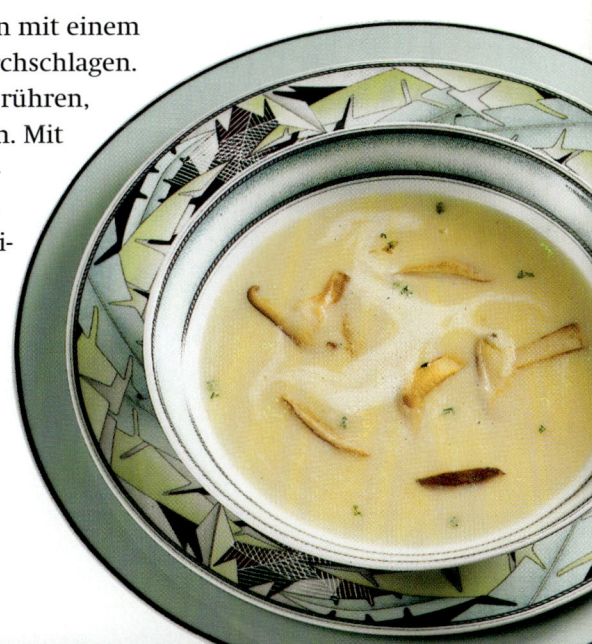

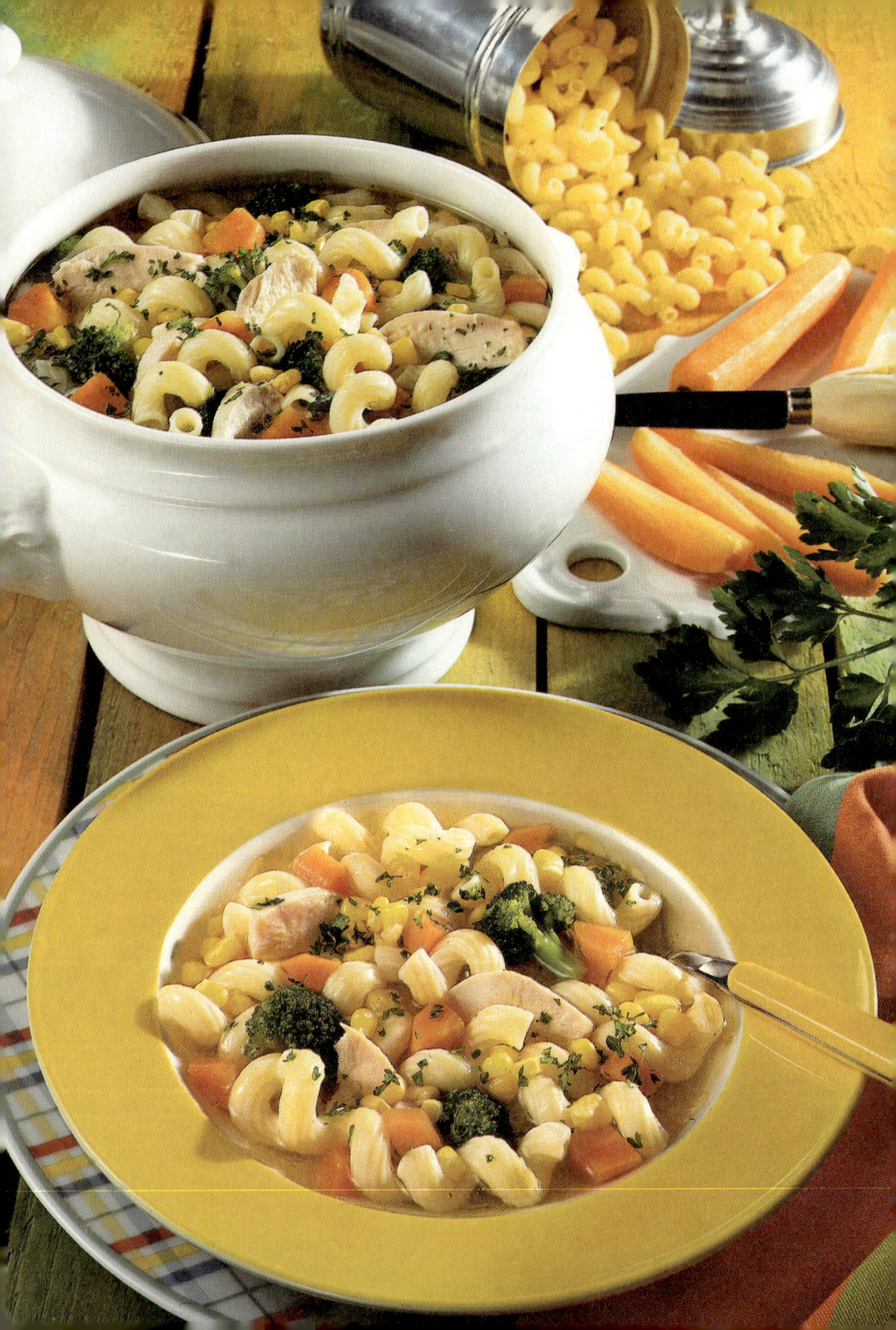

Geflügel-Nudel-Suppe

● Zutaten für 4 Personen

750 g	Hähnchenbrustfilet
1 Bund	Suppengrün
	1 Lorbeerblatt, 6 Pfeffer-körner, 4 Wacholder-beeren, 2 Möhren
250 g	Brokkoli
150 g	Nudeln (z.B. Korkenzieher)
1 Dose	Gemüsemais (425 ml)
	Pfeffer, Salz
$^1\!/_2$ Bund	Petersilie

Nährstoffgehalt pro Person
397 kcal
37 g Kohlenhy.
53 g Eiweiß
3 g Fett
7 g Ballastst.

● Hähnchenbrust in $^1\!/_2$ l Salzwasser aufkochen lassen.

● Suppengrün, waschen und grob zerkleinern. Zusammen mit Wacholder, Lorbeerblatt und Pfefferkörnern zu der Hähnchenbrust geben. Alles auf mittlerer Hitze etwa 30 Min. garen lassen.

● In der Zwischenzeit die Möhren in kleine Stücke schneiden. Brokkoli waschen und in kleine Röschen zerteilen.

● Hühnchenbrust aus der Brühe nehmen. Brühe durch ein Sieb gießen, auffangen und wieder aufkochen lassen. Das Gemüse ca. 7 Min. vor Ende der Garzeit hinzufügen und mitgaren.

● Hühnerbrust in Scheiben schneiden. Den abgetropften Mais und das Geflügel in die Suppe geben und erwärmen. Mit Salz und Pfeffer abschmecken. Gehackte Petersilie darüberstreuen.

Brokkolicremesuppe mit Haferschrot
(reich an Vitamin C)

● Zutaten für 4 Personen

1	Zwiebel
1 EL	Butter
3-4 EL	Haferschrot (ersatzweise feine Haferflocken)
500 g	Brokkoli
$^3/_4$ l	Gemüsebrühe
	Salz, Muskat, Cayennepfeffer
4 EL	Creme fraiche
20 g	Mandelblättchen

Nährstoffgehalt pro Person

160 kcal
14,5 g Kohlenhy.
6,0 g Eiweiß
10,5 g Fett
5,0 g Ballastst.

● Zwiebel schälen, fein würfeln und in zerlassener Butter andünsten. Haferschrot zugeben, kurz mitrösten.

● Brokkoli waschen, in sehr kleine Röschen teilen, dazugeben, Brühe zugießen und aufkochen. Bei geringer Hitze etwa 10-15 Min. köcheln lassen.

● Suppe pürieren, mit Salz, Muskat und Cayennepfeffer abschmecken. Crème fraîche unterrühren.

● Mandelblättchen in einer Pfanne ohne Fett rösten und vor dem Servieren über die Suppe streuen.

Variationen

Anstelle von Brokkoli können Sie auch Blumenkohl oder Möhren verwenden. Wenn Sie Zwiebeln nicht vertragen, können sie auch weggelassen werden.

Brokkoli
Sein für Gemüse relativ hoher Gehalt an Calcium und Vitamin C machen ihn so gesund. Im Zusammenhang mit Krebs sind auch die Glucosinolate von Bedeutung. Diese sekundären Pflanzenstoffe können möglicherweise Krebserkrankungen vorbeugen. In Tierversuchen wurde diese Wirkung bereits nachgewiesen. Während das Vitamin C durch Erhitzen zerstört wird, bleiben die Glucosinolate auch nach langem Kochen oder Tiefgefrieren wirksam.

Fruchtdrinks

Ein Drink aus Früchten, Milch oder Joghurt ist schnell zubereitet, liefert wertvolle Nährstoffe und schmeckt zudem sehr gut. Unsere Mixgetränke eignen sich als Aufbaudrinks bei Untergewicht, bei Kau- und Schluckbeschwerden und ganz allgemein zur Nährstoffergänzung. Sie sind ideale Zwischenmahlzeiten und kommen auch bei anderen Familienmitgliedern gut an. Auch als Nachspeisen sind sie gut geeignet.

Grundrezept

Ballaststoffreicher Drink

● **Zutaten für 1 Person**

125 ml	Sahne
1 TL	Honig
1 TL	Leinsamen
1 TL	Weizenkleie
3 TL	Haferflocken, Instant
1 TL	Proteinpulver (Fresenius Eiweißkonz., Protein 88)
$^1/_2$ ML	Maltodextrin 19
80 g	Obst nach Belieben und Verträglichkeit

Nährstoffgehalt pro Person

620 kcal
48 g Kohlenhy.
13 g Eiweiß
42 g Fett
8 g Ballastst.

● Alle Zutaten zusammen pürieren. Bei Schleimhautbeschwerden im Mund kann ein Trinkhalm hilfreich sein.

Bananen-Möhren-Drink
(reich an Beta-Carotin)

● Zutaten für 1 Person

$^1/_2$	Banane
150 ml	Möhrensaft
1 EL	Sahne
1 EL	Zitronensaft
1 EL	lösliche Haferflocken

Nährstoffgehalt pro Person

160 kcal
- 26,0 g Kohlenhy.
- 2,5 g Eiweiß
- 5,0 g Fett
- 2,0 g Ballastst.

● Die Banane kleinschneiden, zusammen mit den restlichen Zutaten pürieren oder im Mixer verquirlen. Vor dem Trinken kurz quellen lassen.

Birnen-Schoko-Drink
(calciumreich)

● Zutaten für 1 Person

1 kleine	weiche Birne
1 Glas	Vollmilch (150 ml)
1 TL	Kakaopulver
1 TL	Honig
1 EL	Sahne

Nährstoffgehalt pro Person

280 kcal
- 40,0 g Kohlenhy.
- 7,0 g Eiweiß
- 11,5 g Fett
- 4,0 g Ballastst.

● Birne waschen, evtl. schälen und würfeln. Birnenstückchen, Milch, Kakao, Honig und Sahne in den Mixer geben bzw. mit dem Pürierstab pürieren.

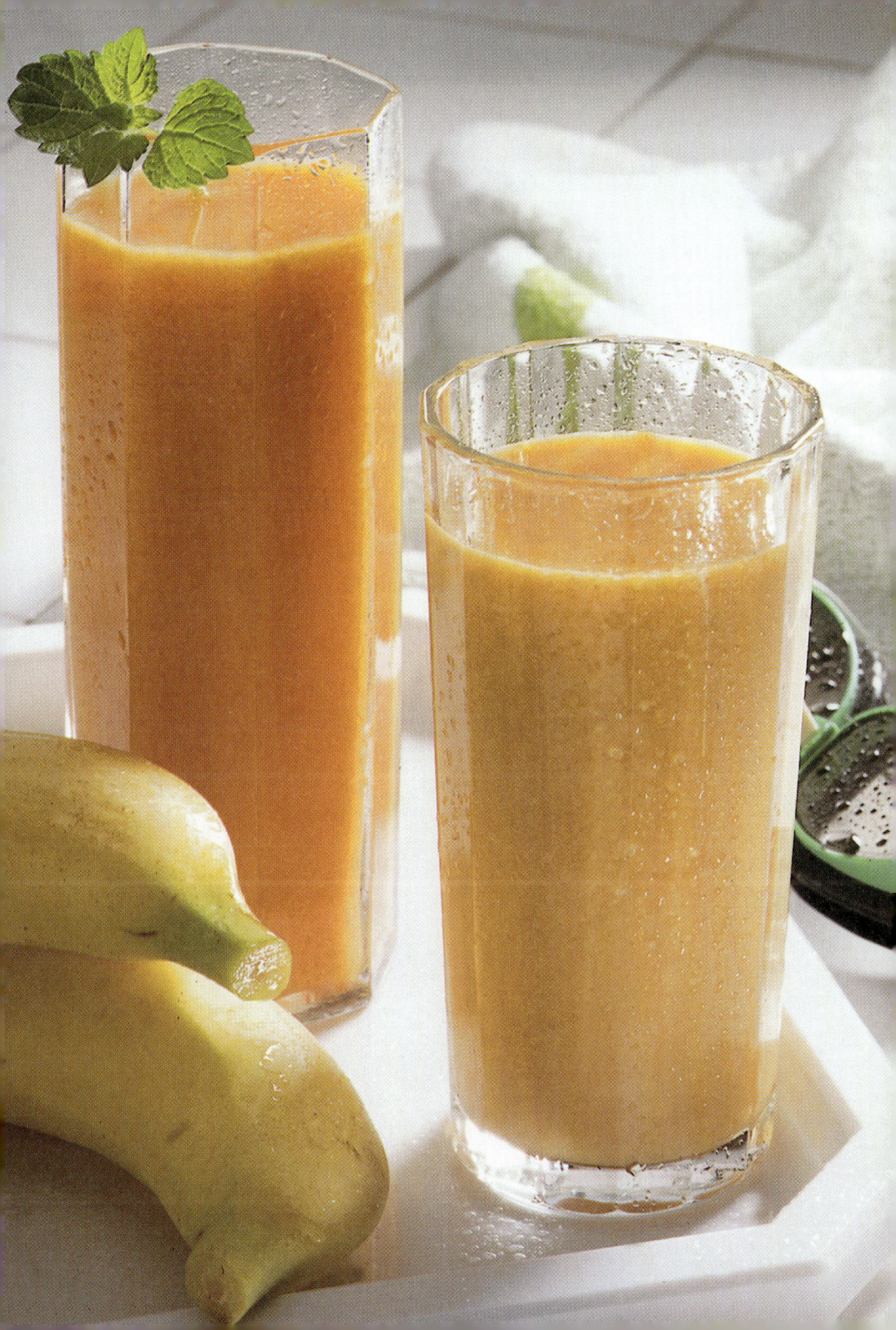

Beeren-Nuß-Drink
(milchzuckerfrei)

● **Zutaten für 1 Person**

100 g	Beeren (Erdbeeren, Him-beeren oder Brombeeren)
1 EL	Nußmus oder Mandelmus
125 ml	Mineralwasser (ohne oder mit wenig Kohlensäure)
1 EL	flüssiger Honig

Nährstoffgehalt pro Person

212 kcal
24,5 g Kohlenhy.
5,0 g Eiweiß
10,5 g Fett
3,0 g Ballastst.

● Beeren waschen, putzen und zusammen mit dem Nußmus, dem Mineralwasser und dem Honig in den Mixer geben bzw. mit dem Mixstab pürieren.

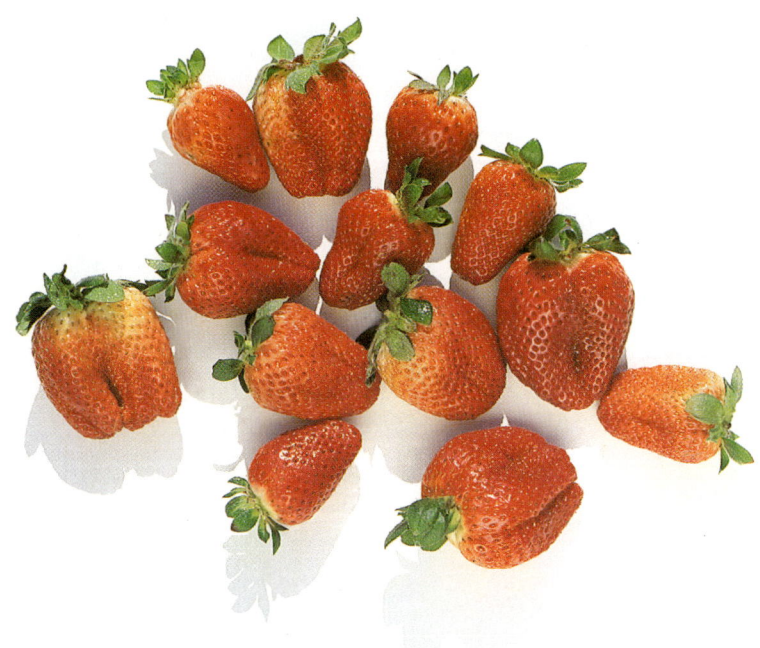

Salate und Rohkost

Rohkost und Salate sind wichtige Lieferanten für Vitamine, Mineralstoffe und sekundäre Pflanzenstoffe. Da einige Nährstoffe durch Hitze zerstört werden, ist es sinnvoll, immer etwas Obst und Gemüse in rohem Zustand zu verzehren. Leider wird Rohes von manchen Menschen nicht gut vertragen. Insbesondere rohes Gemüse kann, wenn der Darm nicht daran gewöhnt ist, Blähungen verursachen. Wenn Sie bisher wenig Rohkost gegessen haben, sollten Sie Ihren Darm langsam daran gewöhnen. Bereiten Sie zunächst kleine Portionen zu, und reiben oder raspeln Sie das Gemüse sehr fein. Wichtig ist auch, daß die Rohkost sehr gut gekaut wird. Verdauungsfördernde Kräuter und Gewürze können den Darm bei der Arbeit unterstützen.

Tip

Die Marinade sollte immer zuerst zubereitet werden. Das Gemüse wird am besten erst unmittelbar vor dem Servieren zerkleinert oder direkt in die Marinade geraspelt, damit die Nährstoffe so gut wie möglich erhalten bleiben. Auch der Luftsauerstoff kann Vitamine zerstören. Und dies um so mehr, je länger er auf das zerkleinerte Gemüse einwirken kann.

Tomaten

Rund 16 kg Tomaten verzehrt jeder Bundesbürger im Durchschnitt pro Jahr. Die roten Früchte sind damit unangefochten das beliebteste Gemüse. Das ist auch ganz gut so. Tomaten gehören zu den carotinoidreichsten Gemüsesorten. Nur rote Paprikaschoten, Spinat und Petersilie enthalten mehr davon.
Lycopin, ein sekundärer Pflanzenstoff, der zu den Carotinoiden zählt und den Tomaten ihre kräftige rote Farbe verleiht, scheint ein besonders guter Radikalenfänger zu sein. Bei wissenschaftlichen Untersuchungen zeigte sich, daß Menschen mit einem hohen Lycopin-Gehalt im Blut seltener an Bauchspeicheldrüsen- oder Dickdarmkrebs erkrankten.

Champignonsalat nach Bauernart

● **Zutaten für 4 Personen**

500 g	frische Champignons
½ Tasse	Apfelessig
250 g	Tomaten
1	rote Paprikaschote
1	grüne Paprikaschote
1 EL	Tomatenketchup
1 TL	Senf
1 TL	geriebener Meerrettich
	Salz, schwarzer Pfeffer
½ Tasse	Sonnenblumenöl

Nährstoffgehalt pro Person

190 kcal
- 7 g Kohlenhy.
- 5 g Eiweiß
- 16 g Fett
- 6 g Ballastst.

● Champignons putzen und vierteln. Tomaten waschen und achteln. Paprikaschoten waschen und in Streifen schneiden.

● Champignons mit Apfelessig beträufeln (3 EL zurückbehalten), Tomaten und Paprika unterheben. 10 Min. ziehen lassen. Essig anschließend abgießen.

● Aus dem restlichen Essig, Ketchup, Senf, Meerrettich, Salz, Pfeffer und dem Öl eine Marinade herstellen.

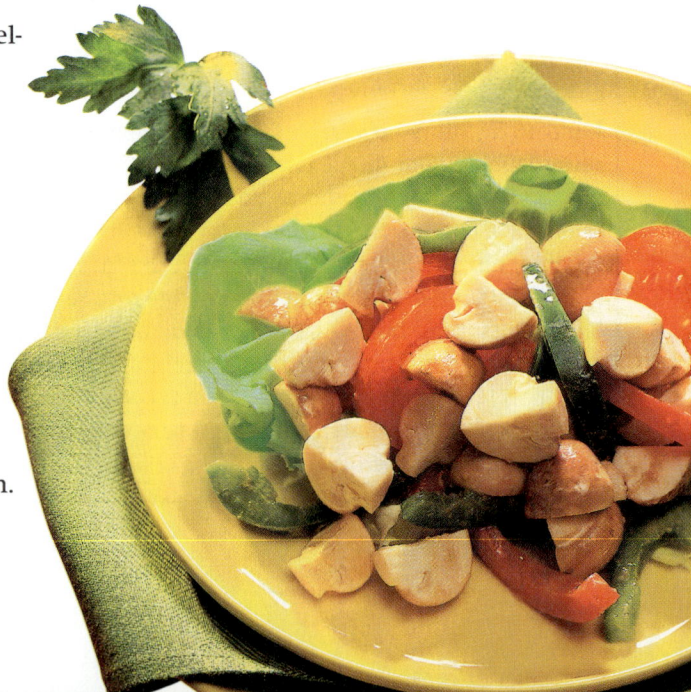

Spinatsalat mit Äpfeln und Nüssen
(reich an Carotinoiden)

● **Zutaten für 4 Personen**

**Nährstoffgehalt
pro Person**

231 kcal
15 g Kohlenhy.
9 g Eiweiß
14 g Fett
5 g Ballastst.

200 g	junge Spinatblätter
3	Äpfel
2	hartgekochte Eier
1	Schalotte
$^1/_2$ Becher saure Sahne, 10 % Fett	
2 EL	Crème fraîche, 40 % Fett
	Salz, Pfeffer
1 Prise	Curry
3 EL	Erdnußkerne

● Spinat waschen, Blätter einzeln zupfen. Äpfel waschen, vierteln, Kerngehäuse entfernen und in dünne Stifte schneiden.

● Die hartgekochten Eier in kleine Würfel schneiden.

● Saure Sahne, Crème fraîche, Curry, Salz und Pfeffer kräftig verrühren. Spinatblätter und Apfelstifte mischen, die Sauce vorsichtig unterziehen. Salat mit Erdnußkernen und Eierwürfeln bestreuen.

Gemüsepürees

Zu Unrecht haben Gemüsepürees ein Image als Krankenkost. In Feinschmecker-Restaurants sind sie als feine Beilage nicht wegzudenken. Bei Kau- und Schluckbeschwerden können Sie damit reichlich Ballaststoffe, Vitamine und Mineralstoffe zu sich nehmen. Bei der Zubereitung sind Ihrer Phantasie keine Grenzen gesetzt. Für ein feines Püree eignen sich viele Gemüsesorten. Neben den in den Rezepten genannten können Sie z.B. auch Fenchel, Rote Bete, Brokkoli oder Blumenkohl verwenden. Bei einer Milchzuckerunverträglichkeit können anstelle von Sahne oder Crème fraîche Nußmus oder gemahlene (geschälte) Mandeln zur Verfeinerung dienen. Wenn Sie untergewichtig sind, geben Sie etwas mehr Butter oder Sahne zu.

Sellerie-Kartoffel-Püree
(milchzuckerfrei)

● **Zutaten für 2 Personen**

1	Sellerieknolle (mittelgroß, etwa 300 g)
400 g	Kartoffeln
250 ml	Gemüse- oder Fleischbrühe
1 EL	Butter
	Salz, Muskat
	etwas Liebstöckel
	oder Petersilie

Nährstoffgehalt pro Person

217 kcal
43,5 g Kohlenhy.
7,5 g Eiweiß
5,0 g Fett
9,5 g Ballastst.

● Sellerie und Kartoffeln schälen und würfeln. In der Brühe in etwa 15 Minuten weichdünsten. Mit der Brühe pürieren, Butter zugeben, mit Salz und Muskat abschmecken. Kräuter waschen, fein hacken und unterrühren.

Möhren-Petersilienpüree
(ballaststoffreich)

● **Zutaten für 4 Personen**

300 g	Möhren
200 g	Petersilienwurzel
1 EL	Butter
$\frac{1}{2}$ TL	Honig
2 EL	Crème fraîche
	Salz, gemahlener Ingwer
	etwas Petersilie

Nährstoffgehalt pro Person

150 kcal
19,0 g Kohlenhy.
4,0 g Eiweiß
9,5 g Fett
7,5 g Ballastst.

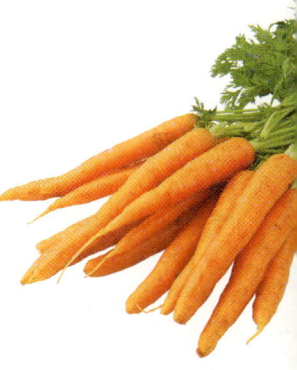

● Möhren schälen oder schaben, Petersilienwurzel schälen. Beides grob würfeln. Butter zerlassen, Gemüse kurz im Fett andünsten, dann etwas Wasser (knapp 100 ml) angießen. Bei geringer Hitze etwa 15 Minuten garen. Gemüse pürieren, Crème fraîche unterrühren, mit Honig, Salz und Ingwer abschmecken. Petersilie hacken und darüberstreuen.

MCT-Fette – die leichter verdauliche Alternative

MCT-Fette sind als Margarine, Öl sowie als Bestandteil verschiedener Brotaufstriche erhältlich. Führen Sie MCT-Fette in kleinen Schritten in Ihren Speiseplan ein. Sie können die Zufuhr täglich um etwa 10 g auf die gewünschte Menge steigern. Gut verträglich ist eine Menge von etwa 40 g pro Tag. Verwenden Sie die MCT-Margarine nur als Streichfett. Sie eignet sich nicht zum Braten oder Backen, kann aber nach dem Garen unter die warme Speise gerührt werden. Das MCT-Öl darf nicht über 120-130° erhitzt werden. Es ist deshalb nicht zum Braten und Fritieren geeignet. Sie können es jedoch zum Andünsten von Zwiebeln oder Gemüse verwenden. Bei der Zubereitung von Salaten kann es wie jedes andere Öl eingesetzt werden. Auch zum Backen ist es geeignet. Nach Absprache mit Ihrem Arzt oder einer Ernährungsberaterin können Sie Rezepte dieses Buches mit MCT-Fetten zubereiten. Bezugsquellen finden Sie im Adreßteil.

Champignon-Leber-Pfanne
(liefert viel Vitamin A)

● **Zutaten für 4 Personen**

600 g	weiße Champignons
2 Bund	Lauchzwiebeln
400 g	Kirschtomaten
500 g	Leber (Rind, Schwein, Kalb, Pute)
100 g	Butter
2 El	frischer Salbei, gehackt
	Salz, schwarzer Pfeffer
1 Becher	Schlagsahne (200 ml)

Nährstoffgehalt pro Person
210 kcal
4 g Kohlenhy.
5 g Eiweiß
18 g Fett

● Champignons waschen und gut trockentupfen. Lauchzwiebeln und Tomaten waschen und abtropfen lassen. Tomaten halbieren, Lauchzwiebeln in Ringe schneiden.

● Leber waschen, trockentupfen und in mundgerechte Stücke schneiden.

● Fett in der Pfanne erhitzen, Champignons und Leber darin anbraten. Lauchzwiebeln und Salbei zufügen und 1-2 Min. mitbraten. Mit Salz und Pfeffer würzen, mit Sahne ablöschen. Kirschtomaten hinzufügen und ca. 2 Min. mitschmoren lassen. Nochmals mit Gewürzen abschmecken.

Tip

Dazu paßt Reis oder Stangenweißbrot.

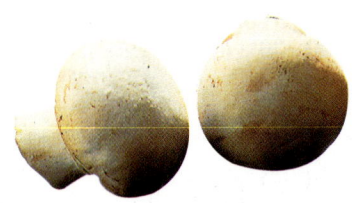

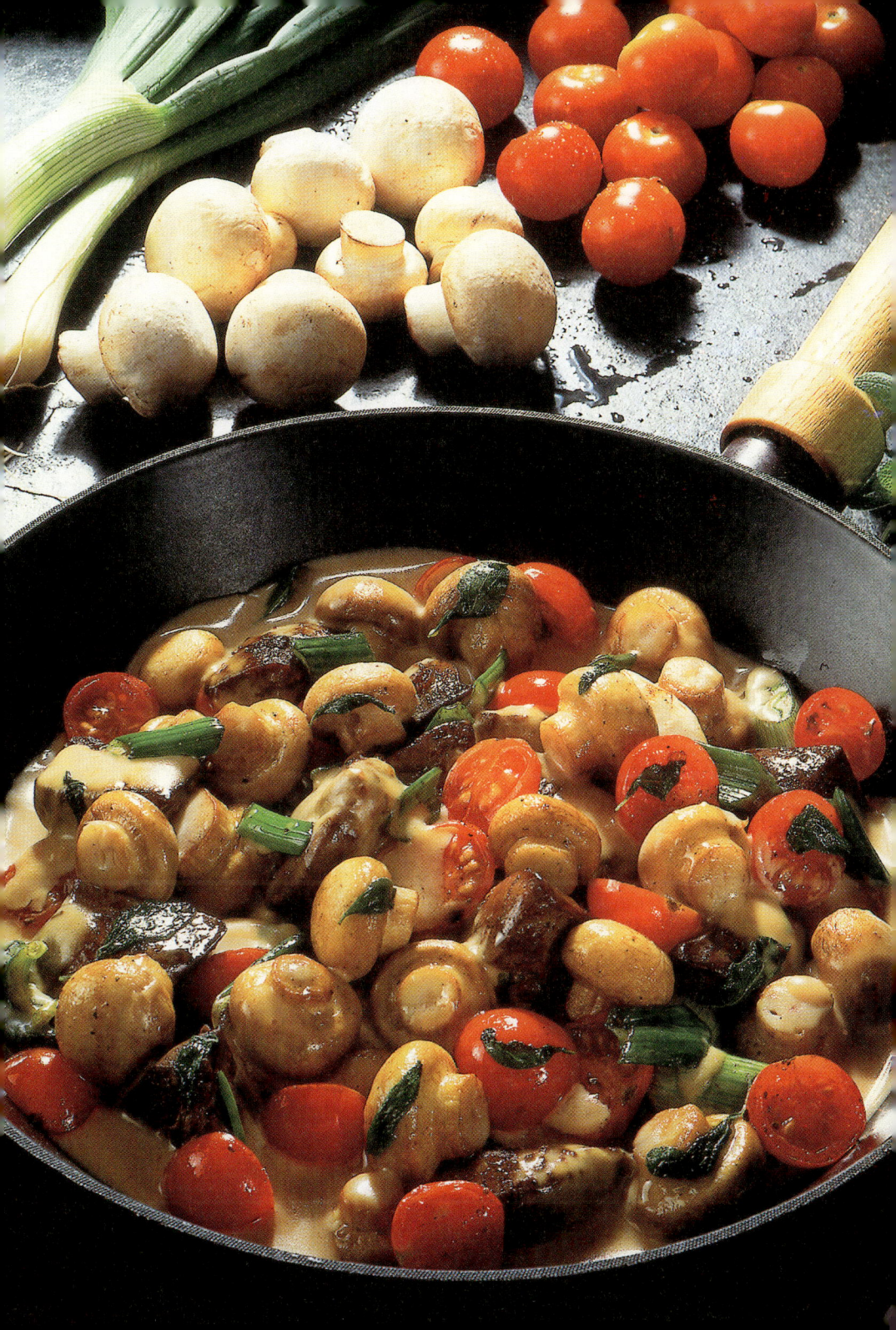

Kartoffel-Tomaten-Pfanne

🥄 Zutaten für 4 Personen

1 kg	Kartoffeln
2	Zwiebeln
2-3	Knoblauchzehen
1	grüne Paprikaschote
500 g	Tomaten
1-2 TL	Thymianblättchen
1-2 TL	Rosmarinnadeln
200 g	Schafskäse
	Salz, Pfeffer, Paprikapulver
2 EL	Olivenöl

Nährstoffgehalt pro Person

415 kcal
51,0 g Kohlenhy.
15,5 g Eiweiß
19,0 g Fett
6,5 g Ballastst.

● Kartoffeln schälen, würfeln und mit knapp $^1/_4$ l Wasser in eine große Deckelpfanne geben. Deckel schließen und etwa 15 Min. garen.

● Zwiebeln schälen und in Ringe schneiden, Knoblauch schälen und fein hacken. Gemüse waschen, Paprika in Streifen schneiden, Tomaten grob würfeln. Kräuter waschen, von den Stielen zupfen und hacken. Gemüse und Kräuter zu den Kartoffeln geben und weitere 15 Minuten bei geschlossenem Deckel garen.

● Käse in Würfel schneiden, dazugeben und unterrühren. Bei offenem Deckel noch kurz köcheln, damit überschüssige Flüssigkeit verdampfen kann. Mit Salz, Pfeffer und Paprika abschmecken. Vor dem Servieren das Olivenöl darüberträufeln.

Variationen

10 schwarze Oliven unterrühren.

Putengeschnetzeltes mit Zucchini
(eiweißreich)

● **Zutaten für 4 Personen**

600 g	Putenbrust
2 EL	Sonnenblumenöl
1 Zweig	Rosmarin
2	Knoblauchzehen
	Salz, Pfeffer frisch gemahl.
500 g	Zucchini
$\frac{1}{2}$	unbehandelte Zitrone
$\frac{1}{4}$ l	Weißwein
50 g	Oliven
	Salz, Pfeffer

Nährstoffgehalt pro Person

295 kcal
6,0 g Kohlenhy.
38,5 g Eiweiß
11,5 g Fett
1,5 g Ballastst.

● Putenfleisch in dünne Scheiben schneiden. Rosmarin waschen, fein hacken. Fleisch zusammen mit dem Rosmarin im heißen Öl anbraten. Knoblauch zerdrücken und zufügen. Fleisch salzen und pfeffern, aus der Pfanne nehmen und warm stellen.

● Zucchini waschen, in Scheiben schneiden und im restlichen Fett andünsten. Zitrone heiß abwaschen, längs halbieren, in Scheiben schneiden und dazugeben. Wein zugießen, Zucchini in der offenen Pfanne etwa 3 Min. dünsten. Fleisch und Oliven zufügen, unterrühren, mit Pfeffer und einer Prise Zucker abschmecken.

Dazu

Nudeln oder italienisches Brot und Salat.

Fisch – angeln Sie sich öfter einen

Viel leicht verdauliches Eiweiß, ein hoher Gehalt an Vitamin B12 und reichlich Jod, in Seefischen steckt viel Gutes. Jod ist unentbehrlich für die Schilddrüse. Bei einem Mangel ist die Funktion der Schilddrüse gestört und es kann zu einem Kropf kommen. Manche Schilddrüsenerkrankung könnte bei einem regelmäßigen Seefischverzehr vermieden werden. Mit den Omega-3-Fettsäuren, die vor allem in Fettfischen in größerer Menge enthalten sind, kommt ein weiterer Pluspunkt hinzu. Diese Fettsäuren verbessern den Blutfluß, können die Symptome bei Rheuma mildern und haben nicht zuletzt einen positiven Einfluß auf das Immunsystem. Vor allem letzteres ist für Krebspatienten von Bedeutung. Mindestens einmal pro Woche sollte deshalb Seefisch auf dem Speiseplan stehen.

Überbackenes Fischfilet mit Mangold

● Zutaten für 4 Personen

600 g	Kartoffeln
	Salz
500 g	Mangold
600 g	Kabeljaufilet
1 EL	Zitronensaft
	Pfeffer
150 g	Bergkäse, 45% Fett i.Tr.
2	Eier
100 g	Crème fraîche, 40% Fett
50 g	Butter
1	Tomate

Nährstoffgehalt pro Person

611 kcal
24 g Kohlenhy.
47 g Eiweiß
36 g Fett
4 g Ballastst.

● Kartoffeln in der Schale mit Salz kochen, pellen, in Scheiben schneiden. Mangold putzen, waschen, 3 Min. blanchieren, kalt abschrecken und trockentupfen.

● Fischfilet waschen, in Stücke schneiden, mit Zitronensaft beträufeln, salzen und pfeffern.

● Bergkäse reiben, Eier mit Crème fraîche und 2-3 EL
Wasser verquirlen. Die Hälfte des Käses darunter-
mischen.

● Eine Auflaufform mit 1 EL Butter ausstreichen. Kartof-
felscheiben einschichten, pfeffern. Die Hälfte der
Käsecrème darüber verteilen und den geschnittenen
Mangold daraufschichten. Restliche Butter schmelzen,
über das Gemüse gießen, leicht salzen und pfeffern.

● Jetzt die Fischstücke auf dem Gemüse verteilen, mit
restlicher Käsecrème bedecken
und restlichen geriebenen
Käse darüberstreuen. Im
vorgeheizten Backofen
bei 220 Grad ca.
20-25 Min. bakken.
Mit Tomatenstrei-
fen garnieren.

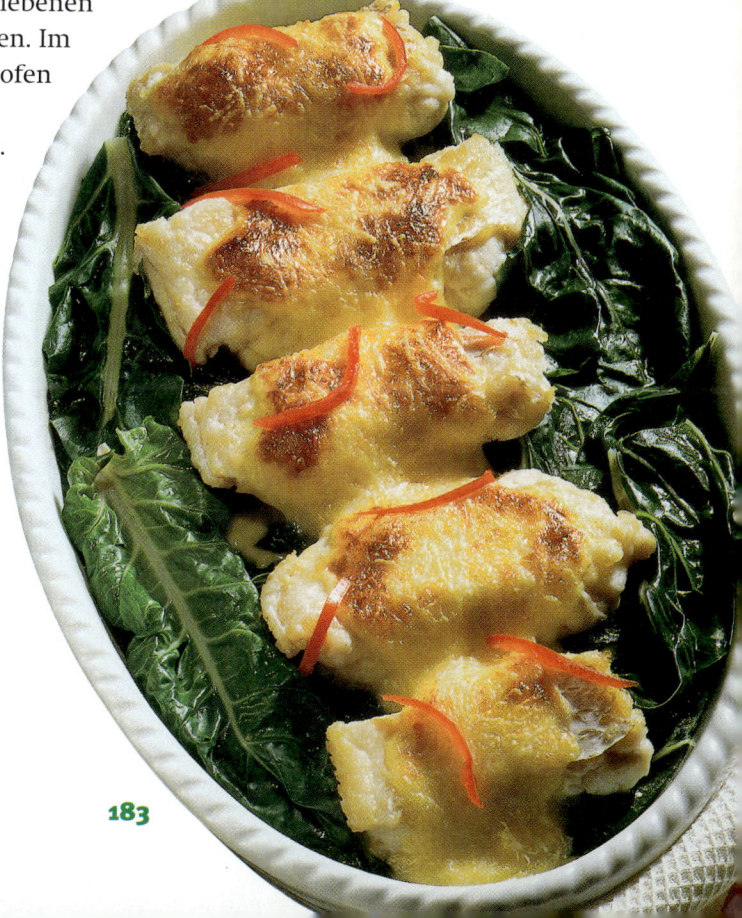

183

Schlemmer-Fischspieße

● **Zutaten für 4 Personen**

250 g	Rotbarschfilet
8	ausgelöste Riesenscampis
	Salz, Pfeffer
1	rote Paprikaschote
1	Zucchini
1	Knoblauchzehe
8 EL	Olivenöl
1 EL	Sojasoße
	Kräuter der Provence

● Fisch in mundgerechte Stücke schneiden, Scampis salzen und pfeffern.

● Paprikaschoten und Zucchini waschen und putzen, Zucchini in Scheiben, Paprika in mundgerechte Stücke schneiden. Alles abwechselnd auf Spieße stecken.

● Knoblauchzehe abziehen, zerdrücken, mit Öl, Sojasoße, Kräutern der Provence und Pfeffer verrühren. Die Spieße damit einpinseln. 7-10 Min. grillen, dabei mehrmals wenden und mit der Ölmischung bepinseln.

Dazu
Stangenweißbrot oder Reis.

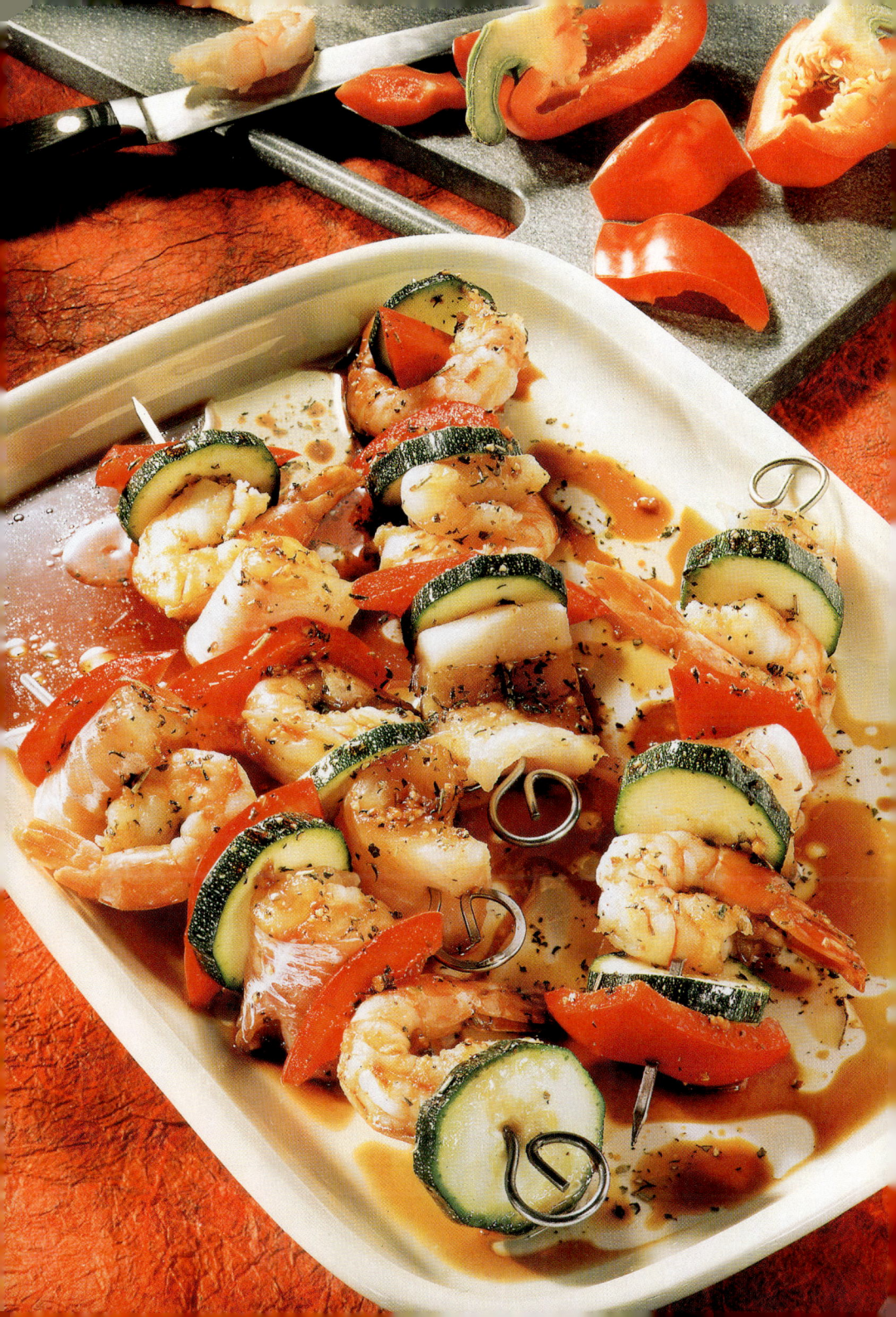

Süßspeisen und Desserts

Auch Süßes kann wertvolle Nährstoffe liefern. Bei mangelndem Appetit kommt eine Süßspeise manchmal besser an als ein deftiges Gericht. Probieren Sie ab und zu alternative Süßungsmittel wie Rohrzucker, Honig oder Ahornsirup aus, und bereiten Sie Süßspeisen mit Obst zu. Süßes Obst oder Trockenfrüchte süßen auf natürliche Art. Obstpürees, Früchtejoghurt oder Früchtequark sind schnelle, einfache Süßspeisen, die sich auch gut als Zwischenmahlzeit eignen. Joghurt oder Quark mit Früchten sollten Sie möglichst selbst zubereiten. Die industriell gefertigen Produkte enthalten viel Zucker und unnötige Farb- und Aromastoffe.

Grundrezept

Brei

● **Zutaten für 2 Personen**

1 l	Vollmilch
1 EL	Butter
20 g	Zucker
1 ML	Maltodextrin 19
1 Prise	Salz
100 g	Grieß
	Zimt nach Belieben

Nährstoffgehalt pro Person

645 kcal
80,0 g Kohlenhy.
22,0 g Eiweiß
26,0 g Fett
3,5 g Ballastst.

● Aus Milch, Butter, Salz und dem Grieß einen Brei kochen. Zum Schluß Maltodextrin und Zucker unterrühren.

Variationen

Sie können den Grieß auch durch 80 g Puddingpulver Ihrer bevorzugten Geschmacksrichtung, durch 120 g Haferflocken, 120 g Getreideschrot oder durch 180 g Milchreis ersetzen.

Grundrezept

Gekochter Flammerie

⬤ Zutaten für 2 Personen

**Nährstoffgehalt
pro Person**

410 kcal
64,0 g Kohlenhy.
8,5 g Eiweiß
13,0 g Fett

$^1/_2$ l	Vollmilch
2 TL	Butter
1 Prise	Salz
40 g	Zucker
1 ML	Maltodextrin 19
45 g	Puddingpulver oder
45 g	Speisestärke oder
60 g	Grieß oder
80 g	Milchreis

⬤ Die Milch zusammen mit der Butter, Salz und Zucker erhitzen. Angerührtes Puddingpulver bzw. Speisestärke oder Grieß / Milchreis einstreuen. Je nach Zutat entsprechend lange kochen lassen. Zum Schluß Maltodextrin 19 unterrühren.

⬤ Nach Belieben mit Zimt und Zucker oder mit Kakao bestreuen.

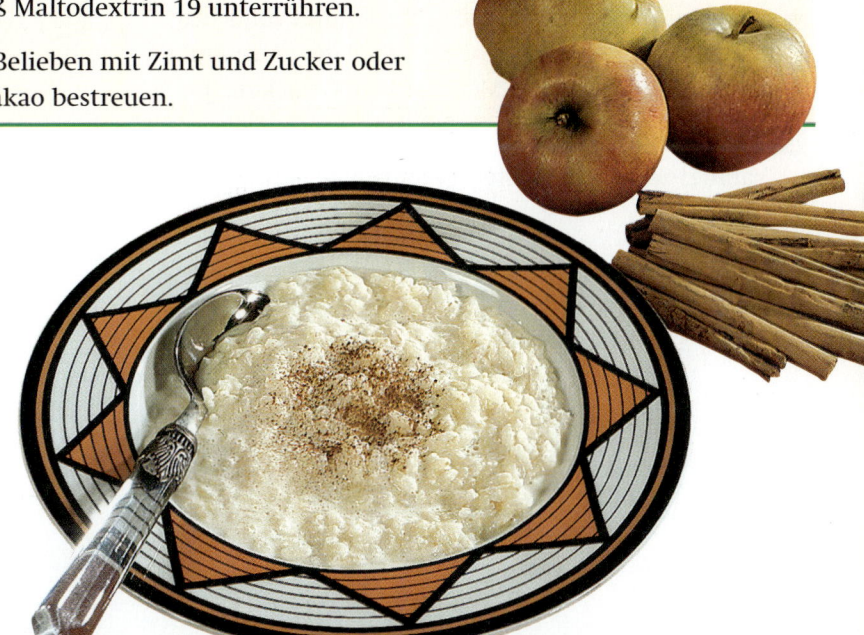

Apfel-Auflauf
(milchzuckerfrei)

● **Zutaten für 4 Personen**

4	Eier
5 EL	gemahlene Haselnüsse
4 EL	Haferflocken
2 EL	Rosinen
1 TL	Zimt
4 EL	Zucker
3	große Äpfel
	Butter zum Fetten
	der Form

Nährstoffgehalt pro Person
350 kcal
47,5 g Kohlenhy.
9,5 g Eiweiß
14,5 g Fett
4,0 g Ballastst.

● Eier trennen. Eigelb mit Nüssen, Haferflocken, Rosinen, Zimt und Zucker mischen. Äpfel waschen, evtl. schälen, vierteln, vom Kerngehäuse befreien, grob raspeln und untermischen.

● Eiweiße zu steifem Schnee schlagen und vorsichtig unter die Apfelmasse heben. In eine gefettete Auflaufform füllen und ca. 30 Min. bei 180 °C backen.

Dazu

Vanillesoße oder halbsteif geschlagene Sahne.

Info

Der Auflauf reicht für 4 Personen als Dessert, für 2-3 als süße Hauptmahlzeit.

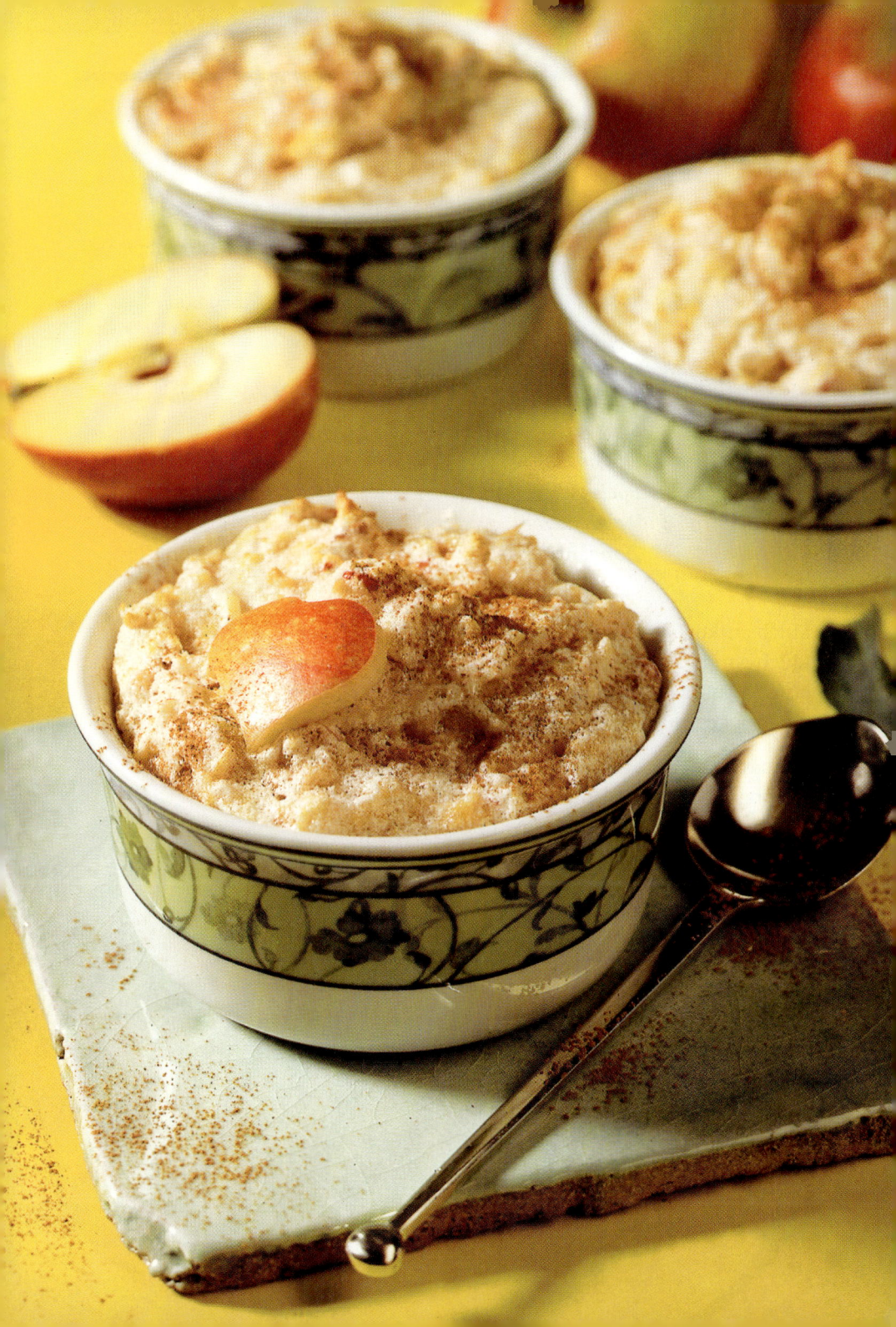

Süße Bandnudeln zu Kirschkompott

● **Zutaten für 4 Personen**

¹/₂ l Vollmilch	
250 g	breite Bandnudeln
¹/₂ Päck. Puddingpulver „Vanille"	
2 EL	Zucker
1 Glas	Sauerkirschen (720 ml)
1 EL	Zitronensaft
1 EL	Speisestärke
30 g	Walnußkerne
	Zitronenmelisse

Nährstoffgehalt pro Person

609 kcal
96 g Kohlenhy.
18 g Eiweiß
16 g Fett

● Milch aufkochen. Nudeln bei schwacher Hitze in der Milch garen, ab und zu umrühren. Puddingpulver in etwas Wasser anrühren und die Nudeln damit binden. 1 EL Zucker zufügen.

● Für das Kompott die Kirschen abtropfen lassen, Saft auffangen. Kirschsaft und Zitronensaft aufkochen. Glattgerührte Speisestärke einrühren, erneut aufkochen. Kirschen unterheben und erwärmen. Mit restlichem Zucker abschmecken.

● Nüsse über die süßen Nudeln streuen und mit Zitronenmelisse verzieren.

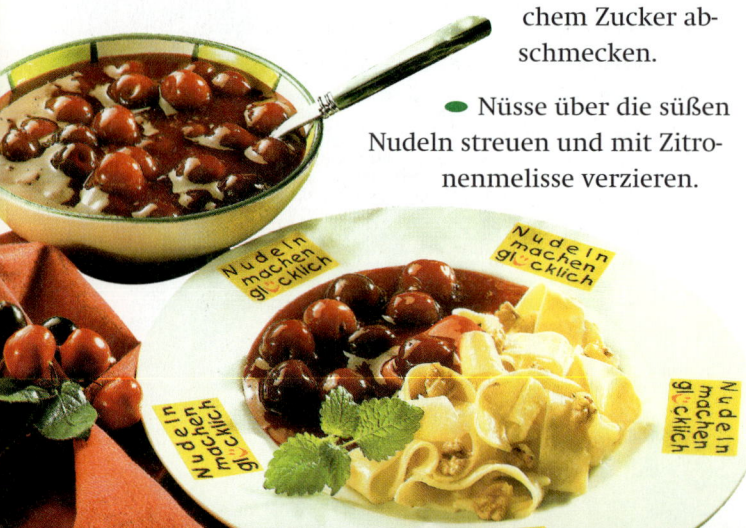

Aprikosen-Joghurtcreme
(reich an Carotinoiden)

● **Zutaten für 4 Personen**

400 g	Aprikosen
300 g	Joghurt, 3,5 % Fett
1 EL	Zitronensaft
2-3 EL	Zucker oder Honig
100 ml	Sahne

Nährstoffgehalt pro Person

212 kcal
24,5 g Kohlenhy.
4,0 g Eiweiß
10,5 g Fett
1,5 g Ballastst.

● Aprikosen waschen, Kerne entfernen und vierteln. Einige Viertel für die Garnitur beiseite legen. Aprikosenstücke pürieren, Joghurt glattrühren, mit Aprikosenpüree mischen, Zitronensaft und Zucker unterrühren.

● Sahne steif schlagen und unter die Joghurtcreme ziehen. In Dessertschälchen füllen und mit den Aprikosenvierteln garnieren.

Aprikosen – reich an Carotinoiden

Frische reife Aprikosen enthalten reichlich Carotinoide, Mineralstoffe und Ballaststoffe. Besonders die Carotinoide, die zu den Antioxidantien zählen, spielen als sogenannte Radikalenfänger bei der Vorbeugung von Krebserkrankungen eine wichtige Rolle. Aprikosenkonserven enthalten im Vergleich zu frischen Früchten nur noch halb soviel Carotin. Eine gute Alternative sind dagegen getrocknete Aprikosen. Sie liefern zwar relativ viel Kalorien, können aber fast schon als Nährstoffkonzentrat gelten. Durch das Trocknen steigt der Gehalt an Carotin und Mineralstoffen in Relation zum Gewicht stark an. Damit die Früchte beim Trocknen ihre schöne orange Farbe behalten, werden sie häufig geschwefelt. Bei empfindlichen Menschen kann ein hoher Schwefelgehalt zu Kopfschmerzen führen. Bevorzugen Sie deshalb braune, ungeschwefelte Früchte.

Grießschnitten mit Banane

● **Zutaten für 4 Personen**

$\frac{1}{2}$ l	Vollmilch
1 Prise	Salz
30 g	Zucker
	Schale einer halben Zitrone (unbehandelt)
125 g	Grieß
2	Eier getrennt
4	mittelgroße Bananen
$\frac{1}{2}$ TL	Kardamon
3 EL	Butter
3 EL	Puderzucker
3 EL	Sesamsamen

Nährstoffgehalt pro Person

310 kcal
35 g Kohlenhy.
8 g Eiweiß
14 g Fett

● Milch mit Salz, Zucker und Zitronenschale in einem Topf zum Kochen bringen; Zitronenschale heraus-nehmen. Grieß einrieseln lassen und unter ständigem Rühren 4 Min. kochen.

● Topf vom Herd nehmen, die Eigelbe, die in Stückchen geschnittenen Bananen und den Kardamon unter-rühren. Dann das steifgeschlagene Eiweiß vorsichtig unterheben.

● Grießmasse auf ein gefettetes oder mit Backpapier ausgelegtes Blech streichen, mit Butterflöckchen bele-gen, Puderzucker und Sesamsamen darüberstreuen.

● Im vorgeheizten Backofen bei 220 Grad ca. 15 Min. bräunen lassen. Heiß oder kalt mit frischen Früchten oder einer Fruchtsoße servieren.

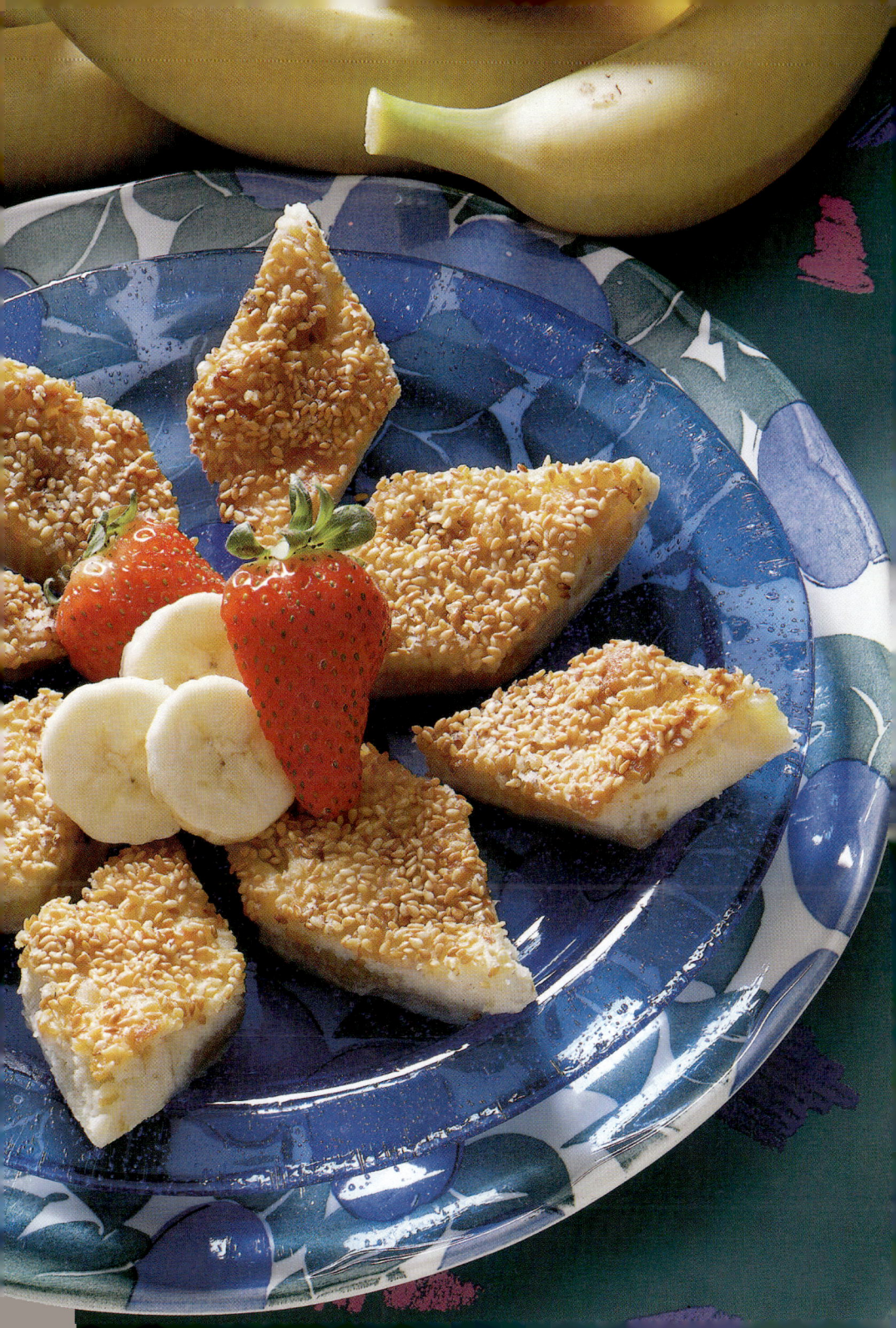

Adressen für weitere Hilfen

Bundeszentrale für gesundheitliche Aufklärung
Postfach 919152
51071 Köln

Deutsche Krebsgesellschaft e.V.
Paul-Ehrlich-Straße 41
60596 Frankfurt/M.
Telefon 0 69/63 00 96-0
Telefax 0 69/63 91 30

Deutsche Krebshilfe e.V.
Thomas-Mann-Straße 40
53111 Bonn
Telefon 02 28/7 29 90-0
Telefax 02 28/7 29 90-1
Internet
http://www.krebshilfe.de

Krebsinformationsdienst (KID) im Deutschen Krebsforschungszentrum Heidelberg
Telefon 0 62 21/41 01 21
Internet
http://dkfz-heidelberg.de/kid/kid.htm

Dachverbände von Selbsthilfegruppen

Arbeitskreis der Pankreatektomierten e.V.
Krefelder Straße 52
41539 Dormagen
Telefon 0 21 33/4 23 29
Telefax 0 21 33/4 26 91

Deutsche Ileostomie-Colostomie-Urostomie-Vereinigung (ILCO)
Kepserstraße 50
85356 Freising
Telefon 0 81 61/93 43 01
Telefax 0 81 61/93 43 04

Frauenselbsthilfe nach Krebs e.V.
B6, 10/11
68159 Mannheim
Telefon 06 21/2 44 34

Kontakt- und Informationsstelle für Selbsthilfegruppen (KISS)
Gaußstraße 21
22765 Hamburg
Telefon 0 40/39 57 67

Nationale Kontakt- und Informationsstelle zur Anregung und Unterstützung von Selbsthilfegruppen (NAKOS)
Albrecht-Achilles-Straße 65
10709 Berlin
Telefon 0 30/8 91 40 49

Schweiz

Schweizerische Krebsliga
Monbijoustraße 61
Postfach 8219
CH-3001 Bern
Telefon 00 41/31 46 27 67

Österreich

Österreichische Krebshilfe
Spitalgasse 19
A-1090 Wien
Krebshilfetelefon:
00 43/1/42 63 63

Hinweise zur Ernährung, Broschüren, Informationsblätter

Auswertungs- und Informationsdienst für Ernährung, Landwirtschaft und Forsten e.V. (AID)
Postfach 200153
53121 Bonn

Deutsche Gesellschaft für Ernährung e.V.
Postfach 930201
60457 Frankfurt/M.
Telefon 0 69/9 76 80 30
Telefax 0 69/97 68 03 99

Verband für Unabhängige Gesundheitsberatung e.V.
Keplerstraße 1
35390 Gießen
Telefon 06 41/7 77 85
Telefax 06 41/7 85 68

Bezugsquellen für MCT-Fette
UNION
Deutsche Lebensmittel GmbH
Postfach 2060
47518 Kleve
(Ceres-Margarine, Ceres-Öl)

Basis Gesellschaft für Diätetik und Ernährung mbH
Postfach 380107
80614 München
Telefon 0 89/17 20 08
(MCT-Basis-Plus-Produkte)

Bezugsquelle »Mengenlehre für die Küche«
UNION
Deutsche Lebensmittel GmbH
Verbraucherservice
Dammtorwall 15
20355 Hamburg
Telefon 0 40/34 93 10 00

Sachverzeichnis

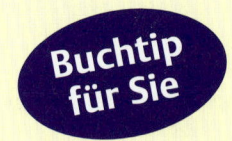
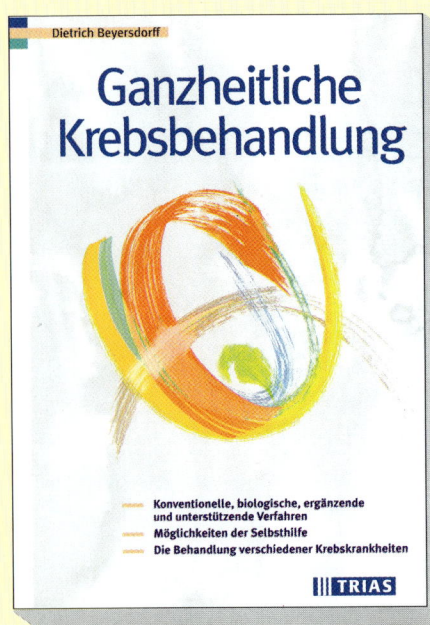
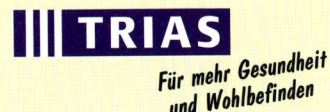